Molsberger   Was leistet die Akupunktur?

Dr. med. Albrecht Molsberger

Was leistet die Akupunktur?

TRIAS THIEME HIPPOKRATES ENKE

Anschrift des Verfassers:

Dr. med. Albrecht Molsberger
Orthopädische Universitätsklinik
Schmerzambulanz
Moorenstraße 5
4000 Düsseldorf 1

Umschlaggestaltung und
Konzeption der Typographie:
B. und H. P. Willberg, Eppstein/Ts.

Umschlagzeichnung:
Friedrich Hartmann, Stuttgart

CIP-Titelaufnahme
der Deutschen Bibliothek

Molsberger, Albrecht:
Was leistet die Akupunktur? /
Albrecht Molsberger. – Stuttgart :
TRIAS – Thieme, Hippokrates,
Enke, 1989
Teilw. im Hippokrates-Verl.,
Stuttgart

Geschützte Warennamen (Warenzeichen) werden *nicht* besonders kenntlich gemacht. Aus dem Fehlen eines solchen Hinweises kann also nicht geschlossen werden, daß es sich um einen freien Warennamen handele.

Wichtiger Hinweis: Medizin als Wissenschaft ist ständig im Fluß. Forschung und klinische Erfahrung erweitern unsere Kenntnisse, insbesondere was Behandlung und medikamentöse Therapie anbelangt. Soweit in diesem Werk eine Dosierung oder eine Applikation erwähnt wird, darf der Leser zwar darauf vertrauen, daß Autoren, Herausgeber und Verlag größte Mühe darauf verwandt haben, daß diese Angabe genau dem **Wissensstand bei Fertigstellung des Werkes** entspricht. Dennoch ist jeder Benutzer aufgefordert, die Beipackzettel der verwendeten Präparate zu prüfen, um in eigener Verantwortung festzustellen, ob die dort gegebene Empfehlung für Dosierungen oder die Beachtung von Kontraindikationen gegenüber der Angabe in diesem Buch abweicht. Das gilt besonders bei selten verwendeten oder neu auf den Markt gebrachten Präparaten und bei denjenigen, die vom Bundesgesundheitsamt (BGA) in ihrer Anwendbarkeit eingeschränkt worden sind. Benutzer außerhalb der Bundesrepublik Deutschland müssen sich nach den Vorschriften der für sie zuständigen Behörde richten.

Rüdigerstraße 14,
D-7000 Stuttgart 30
Printed in Germany
Satz: Druckhaus Dörr, Inhaber
Adam Götz, Ludwigsburg
(Linotype System 5 [202])
Druck: Gutmann, Heilbronn

ISBN 3-89373-022-2 1 2 3 4 5 6

Danksagung

Der Autor bedankt sich bei Herrn Stefan Kirchhoff für die Erstellung des Kapitels »Chinesische Ernährungstherapie«, bei Frau Dr. med. Birgit Völker für die Mitarbeit an dem Abschnitt »Akupunktur bei Kindern«, bei Herrn Karl Alfried Sahm für die Überlassung der historischen Abbildungen, bei Frau Meta Gedack für die Schreib- und Korrekturarbeiten am Manuskript und bei seinen Eltern für unermüdliches »Probelesen«. Zuletzt und besonders bedankt sich der Autor bei Herrn Professor Klaus-Peter Schulitz, Leiter der Orthopädischen Klinik der Universität Düsseldorf, der die Einrichtung der Akupunktur-Schmerzambulanz an der Universität Düsseldorf ermöglichte: Es sind die dort gewonnenen Erfahrungen und die Erkenntnisse aus den in dieser Klinik durchgeführten Studien, die maßgeblich in viele Passagen des Buches eingehen.

Quellenhinweis

Der Verfasser dankt allen Beteiligten, die zur Zusammenstellung und Ausarbeitung der Abbildungen beitrugen, auch den beteiligten Firmen. Abbildung Nr. 4 wurde verändert nach: Essentials of Chinese Medicine. Beijing College, Foreign Languages Press. Die Abbildungen Nr. 8, 9, 10 und 17a sind verändert nach *Stux, G., Stiller, N., Pothmann, R., Jayasuria, A.:* Akupunktur: Lehrbuch und Atlas. Springer Verlag, Berlin–Heidelberg–New York ^{2}1985.

Grundsätzlich sind im Text die chinesischen Eigennamen in der offiziellen Transkription der Volksrepublik China, der PIN YIN Transkription (1956), wiedergegeben. Ausgenommen hiervon sind Eigennamen und Akupunkturfachtermini, die heute konventionellerweise noch in der Wade-Giles Umschrift geschrieben werden (zum Beispiel Mao Tse Tung, Tao).

Inhaltsverzeichnis

Allgemeiner Teil: Grundlagen der Akupunktur

Die Entwicklung der Akupunktur

Traditionelle chinesische Theorien

Chinesische Diagnostik

Ergänzende therapeutische Maßnahmen

Erkrankungen der Atmungsorgane

Magen-Darm-Erkrankungen

Gynäkologische Erkrankungen

Nieren- und Blasenerkrankungen

Erkrankungen des Bewegungsapparates

Hauterkrankungen

Nervenerkrankungen

Allgemeiner Teil: Grundlagen der Akupunktur

Die Entwicklung der Akupunktur

Geschichte

Ein verletzter Krieger mit einer offenen Wunde wurde von einem Pfeil getroffen, und die Wunde heilte. So erzählt ein berühmter Mythos über die ersten Erfahrungen der Menschheit mit Akupunktur. Anfänge der Akupunktur werden in die Jungsteinzeit (Neolithikum) datiert (8000–5000 v. Chr.). Zu dieser Zeit benutzte man zuerst geschliffene Steine, später Bambus- und Bronzenadeln, um Krankheiten zu heilen. Genaueren Einblick in die Geschichte der chinesischen Medizin und mithin in die Entwicklung der traditionellen Akupunktur erhält man aber erst mit dem Beginn der Shang-Dynastie (16. Jahrhundert bis 1066 v. Chr.).

Charakteristisch für die Menschen der **Shang-Dynastie** war ihr Glaube an die Welt der Lebenden und die Welt der Verstorbenen. Verletzte man die Ehre seiner Vorfahren, so konnten sich diese durch Krankheit, aber auch durch Mißernten, Jagdunglücke oder Wetterkatastrophen rächen. Der Begriff Krankheit bezeichnete keinesfalls ausschließlich nur ein körperliches oder seelisches Unwohlsein sondern schloß soziokulturelle Faktoren mit ein.

In diesem Krankheitsverständnis der Menschen zur Zeit der Shang-Dynastie sieht man heute den Ursprung des für die traditionelle chinesische Medizin so bedeutsamen ganzheitlichen Krankheitskonzeptes, in dem Gesundheit verstanden wird als ein Zustand der Harmonie des Menschen mit sich selbst, seiner sozialen Umwelt und der ihn umgebenden Natur.

Mit dem Übergang zur **Zhou-Dynastie** (1066–221 v. Chr.) wandelte sich das Leben der Menschen. Die Epoche der Ruhe, Stabilität und Harmonie wurde abgelöst durch eine unruhige Zeit fortwährender Kriege zwischen rivalisierenden Kleinstaaten. Glaube und Krankheitsverständnis der Menschen wandelten sich, die Ahnenverehrung wich dem Dämonenglauben. Krank war ein Mensch nun, wenn ein böser Dämon von seinem Körper Besitz ergriffen hatte. Schamanen heilten mit Beschwörungen und religiösen Ritualen. Um den krankmachenden Dämon zu vertreiben, liefen die Schamanen mit Fackeln und Schwertern durch die Straßen der Stadt, um diese vor den Gefahren einer Epidemie, verursacht durch feindlich gesinnte Dämonen, zu schützen. Aus *Fackel* und *Schwert* entstanden nach und nach *Moxibustion* (das Erwärmen bestimmter Akupunkturpunkte mittels brennender Kräuter) und *Akupunktur*: Es galt mit der Akupunkturnadel das Dämonenherz im Körper des Kranken zu treffen. Der berühmte Akupunkturarzt *Pien Chio* bezeichnete deshalb die ersten Akupunkturpunkte beispielsweise als Dämonenruhestatt, Dämonenhalle oder Dämonenherz.

In diese Zeit fällt auch die Begriffsbildung des *Qi*. Hierunter verstand man zunächst einen Dampf, der im menschlichen Körper Leben, Gesundheit, aber auch Krankheit hervorrief. Schließlich bezeichnete Qi die Lebensenergie und wurde damit zu einem Grundbegriff der heutigen traditionellen chinesischen Medizin.

In der Zeit vom 5. bis 2. Jahrhundert v. Chr., dem »**Goldenen Zeitalter**«, lösten sich die Chinesen von Schamanenkulten und vom Dämonenglauben und versuchten, die Welt rationaler zu verstehen. In dieser Zeit liegen die ersten Anfänge der wichtigsten chinesischen natur- und soziophilosophischen Gedankensysteme **Taoismus** und **Konfuzianismus.** In dieser Zeit entstand auch das umfassende und grundlegende historische Werk zur traditionellen chinesischen Medizin – *Huang Di Nei Jing,* das »Lehrbuch des Gelben Kaisers«. Der Gelbe Kaiser lebte, so glaubt man, von 2697–2569 v. Chr.; er, sein Vorgänger *Chen Nung* sowie sein Nachfolger *Fu Schi* werden oft als die Begründer der chinesischen Medizin angesehen. Niedergeschrieben wurde das *Huang Di Nei Jing* von mehreren unbekannten Autoren. In Dialogform zwischen dem Kaiser und seinem Leibarzt *Chi Po* beschreibt es die klassischen therapeutischen und diagnostischen Prinzipien der traditionellen chinesischen Medizin. Es finden sich erste genaue Anweisungen zu Akupunktur, Moxibustion, Schröpfkopfbehandlung sowie zur Zungen-, Puls- und allgemeinen klinischen Diagnostik. Zudem wurden erstmals wichtige theoretische Modelle und Paradigmata dargestellt: *Qi, Yin* und *Yang,* die *5 Elemente* und die *Meridiantheorien.* Man war nun in der Lage, die beobachteten Wirkungen der chinesischen Medizin im Rahmen eigener Theorien zu interpretieren, zu erklären und voraussagbar zu machen.

Auf diese äußerst fruchtbare Periode folgte bis zum 19. Jahrhundert n. Chr. eine lange Zeit der stetigen Entwicklung und Verfeinerung der chinesischen Medizin. Erst mit Beginn der **Opiumkriege** (1840–42) brach die über 2000 Jahre währende Epoche der chinesischen Medizin ab. China öffnete sich dem Westen, westliche Medizin wurde über westliche Missionare nach China gebracht, konnte nach und nach Fuß fassen und wurde zeitweise so enthusiastisch aufgenommen, daß, wie 1929 durch *Kuo Men Tan* geschehen, die traditionelle chinesische Medizin im ganzen Land verboten wurde.

Unter *Mao Tse Tung* setzte in den 60er Jahren jedoch wieder eine zunehmende Besinnung auf die eigene Kultur ein. Unter dem Motto »das Schatzhaus freilegen« wurden Forschung und Lehre der traditionellen chinesischen Medizin enorm gefördert. Seitenzweige der Akupunktur, die *Schädel-, Hand-* und *Ohrakupunktur,* entstanden. Man entwickelte die *Elektroakupunktur* und die *Akupunkturanästhesie.*

Die Akupunkturanästhesie, die große Operationen, beispielsweise einen Kaiserschnitt, ohne Narkose ermöglichte, erweckte das Interesse des **Westens** an der Akupunktur. In Amerika, Skandinavien, Europa setzte eine intensive Forschungstätigkeit zur Akupunktur ein. Die wissenschaftlichen Erkenntnisse zu grundlegenden Wirkungszusammenhängen der Akupunktur nahmen auf biochemischer und physiologischer Ebene besonders von den 60er und 70er Jahren an laufend zu.

Neben der Akupunkturanästhesie erkannte man im Westen auch die Bedeutung der Akupunktur bei der Behandlung von Schmerzzuständen und funktionellen Störungen. Der französische Arzt *P. Nogier* verfeinerte in den 50er und 60er Jahren die Ohrakupunktur.

In den 70er Jahren kam die Laserakupunktur hinzu. Die *Weltgesundheitsorganisation (WHO)* organisiert seit 1975 in China Fortbildungen für westliche Ärzte in traditioneller chinesischer Medizin und gibt eine Empfehlungsliste derjenigen Krankheiten heraus, die sich für eine Akupunkturbehandlung besonders eignen *(s. S. 146)*.

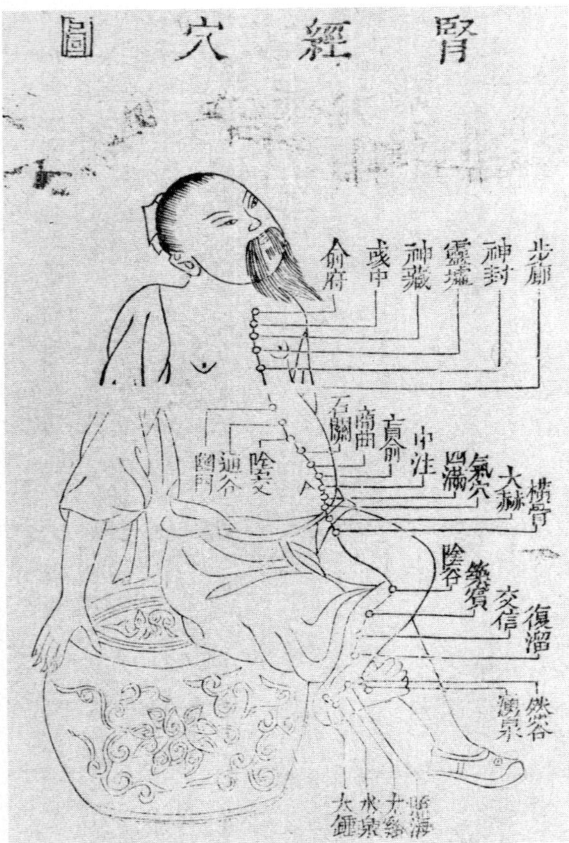

Abb. 1 Historische Abbildung aus dem »Goldenen Spiegel der Medizin«, Qianlong-Ära der Qing Dynastie 1736–1769. Die Abbildung zeigt den Nierenmeridian.

Wissenschaftliche Erkenntnisse

In die Ambulanz hinkt eine Patientin, die Hand in die rechte Hüfte gestemmt –, mit ihren starken Rückenschmerzen kann sie kaum laufen, kaum sitzen. Der Arzt stellt die Diagnose »Hexenschuß«. Er sticht eine Akupunkturnadel kurz hinter den Außenknöchel am oberen Sprunggelenk, fordert die Patientin auf, ihren schmerzenden Rücken vorsichtig lockernd zu bewegen – und zusehends entspannt sich der Rücken der Patientin. Nach vier Minuten kann die Patientin bei völliger Bewegungsfreiheit der Lendenwirbelsäule die Ambulanz schmerz- und beschwerdefrei verlassen.

Was war geschehen? Wie konnte ein Stich am Bein Schmerzen im Rücken innerhalb von Minuten zum Verschwinden bringen? Was ist ein Akupunkturpunkt? Welche Mechanismen wirken im Körper, daß der Stich einer Nadel ausreicht, um stärkste Schmerzen zu beseitigen?

Lange Zeit war die Wissenschaft nicht in der Lage, die Wirkungen der Akupunktur zu erklären. So begnügte man sich häufig mit dem Glauben, daß die Akupunktur eine Art Suggestionstherapie, ähnlich der Hypnose sei, die auf psychischem Wege die Leiden mancher Patienten beeinflussen könne. Ohne wissenschaftliche Erklärung einer Methode gab es auch keine schulmedizinische Anerkennung, und deshalb blieb die Akupunktur lange eine Außenseitermethode.

In den letzten 20 Jahren hat sich das Bild grundlegend gewandelt. Das wachsende Interesse der westlichen Medizin an der Akupunktur führte zu einer unüberschaubaren Fülle von wissenschaftlichen Arbeiten in den USA, in Skandinavien und in Europa, die die chinesische Akupunktur inzwischen auf eine im Westen anerkannte wissenschaftliche Grundlage stellen. Dabei konnte die Existenz von Meridianen bisher noch nicht nachgewiesen werden. Dem Physiker *Popp* und seinen Mitarbeitern gelang es jedoch, anhand von über 18000 elektrischen Messungen zu zeigen, daß alle Akupunkturpunkte gegenüber ihrer Umgebung einen 90–95%ig erniedrigten Hautwiderstand aufweisen. Durch Messung des Hautwiderstandes kann man also die genaue Lokalisation eines Punktes bestimmen, und in der Tat bedienen sich manche Akupunkturtherapeuten eines elektrischen Punktsuchgerätes.

Nicht nur elektrische Eigenschaften weisen Akupunkturpunkte aus. Neueste Forschungsergebnisse Professor *H. Heines* von der Universität Herdecke zeigen, daß fast alle Akupunkturpunkte an Hautstellen lokalisiert sind, unter denen Gefäß-Nervenbündel aus der Tiefe durch die Muskelhülle (Faszie) nach oben steigen. Das Gewebe ist hier besonders wasserreich, dies erklärt unter Umständen den erniedrigten Hautwiderstand.

Analgetische Wirkung der Akupunktur

Die Schmerzleitung

Alle Schmerzen, die der Mensch verspürt, seien es Schmerzen der Eingeweide oder Schmerzen nach einen plötzlichen Tritt gegen das Schienbein, erregen zuerst überall im Gewebe gelegene Schmerzfühler (Nozizeptoren). Sie wandeln den Schmerzreiz in einen elektrischen Impuls um, der über Nervenfasern zum Rückenmark geleitet wird. Hier erregt der ankommende Impuls spezielle Zellen im hinteren Anteil des Rückenmarkes, die Hinterhornneurone. Diese senden daraufhin wiederum einen elektrischen Impuls aus, der über lange Nervenfasern des Rückenmarkes bis zum Zwischenhirn gelangt. Nach erneuter Umschaltung erreicht der Impuls schließlich vom Zwischenhirn aus das Großhirn.

Die drei Ebenen der Schmerzleitung, Rückenmark, Zwischenhirn und Großhirn, dienen unterschiedlichen Aufgaben der Schmerzverarbeitung:

1. Im Rückenmark kann der Schmerzreiz moduliert oder gar blockiert werden.
2. Im Zwischenhirn wird er emotional eingefärbt und bewertet. Hier unterscheidet man zum Beispiel zwischen einer harmlosen Verbrennung und einem Herzinfarktschmerz.
3. Im Großhirn wird der Schmerzreiz im Körper lokalisiert.

Die »Sofortanalgetische Wirkung«

Wird eine Nadel in einen Akupunkturpunkt gestochen, so kommt es im Gewebe zur Freisetzung von chemischen Stoffen, z. B. Histamin, Bradykinin, ProstaglandinE2, Substanz P; dies erkennt man an einer die Nadel umgebenden Rötung der Haut, die die Nozizeptoren und andere Nervenfühler erregen. Diese bewirken, wie oben beschrieben, daß elektrische Impulse über zuleitende Nervenfasern zum Rükkenmark gelangen. Dort – dies konnte durch feinste in die Zelle applizierte Glaselektroden gemessen werden – führen die Impulse zu einer Hemmung der elektrischen Erregbarkeit der Hinterhornneurone. Jetzt kann der eigentliche Schmerzreiz, ob Eingeweideschmerz oder Schienbeinschmerz, die Hinterhornneurone nicht mehr genügend erregen. Der Schmerzreiz gelangt nicht mehr in voller Ausprägung bis zum Großhirn und wird entweder überhaupt nicht oder nur noch vermindert wahrgenommen. Diese durch Akupunktur zu erzielende Hemmung der Schmerzleitung auf Rückenmarksebene erklärt vor allem den sofortigen schmerzlindernden Effekt der Akupunktur (»Sofortanalgetische Wirkung«).

Erst seit wenigen Jahren weiß man, daß die Hemmung der Hinterhornneurone nach Akupunkturreizung durch die Neurotransmitter (chemische Überträgersubstanzen zwischen den einzelnen Nervenzellen) Enkephalin und Dynorphin erfolgt.

Langzeitwirkung

Prinzipiell anders muß die Langzeitwirkung der Akupunktur verstanden werden. Seit Ende der 70er Jahre weiß man, daß das Gehirn, vor allem Teile des Zwischenhirnes (Hypothalamus), nach einer Akupunkturbehandlung Hormone ausschüttet, die, ähnlich dem Morphium, auf den Körper schmerzlindernd wirken.

Erste Hinweise auf diese Hormone erhielt man 1972 in China. Professor *Zhang* akupunktierte damals ein Kaninchen, bis dieses eine deutlich erhöhte Schmerztoleranz gegenüber Hitzereizen zeigte. Daraufhin kreuzte er dessen Blutkreislauf mit dem Blutkreislauf eines unbehandelten Kaninchens, woraufhin erstaunlicherweise auch dieses Kaninchen, welches keine Akupunktur erhalten hatte, plötzlich eine Erhöhung seiner Schmerztoleranz aufwies. *Zhang* schloß aus dem Experiment, daß Stoffe, die sich nach Akupunktur im Blutkreislauf befinden müssen, die analgetische Wirkung der Akupunktur bedingen. Erst als 1975 die Endorphine entdeckt wurden, identifizierte man das bei der Akupunktur wirksame Hormon als β-*Endorphin*. Dies gelang im wesentlichen dem kanadischen Professor *B. Pomeranz* und einer schwedischen Forschergruppe um Professor *Sjölund*, die bei an Rückenschmerzen leidenden Patienten nach Akupunkturstimulation besonders hohe Konzentrationen des β-Endorphins in der Rückenmarksflüssigkeit nachweisen konnte. Ein weiterer Forscher, Professor *Meyer*, bestätigte indirekt die wichtige Rolle des β-Endorphins für die analgetische Wirkung der Akupunktur. Er spritzte Patienten nach Akupunkturbehandlung den Stoff Naloxon, ein Medikament, welches das Endorphin blockiert, und hob damit die analgetische Wirkung der Akupunktur auf. Zudem sprachen Ratten und Katzen, denen man die Hypophyse entfernt hatte, weniger auf die schmerzlindernde Wirkung der Akupunktur an.

> Daraus und aus einer Vielzahl anderer Erkenntnisse schließt man heute, daß den Endorphinen eine Schlüsselfunktion bei der Wirkung der Akupunktur zukommt.

Bestätigt wird dies auch durch die in den letzten zwei Jahren gemachte Entdeckung, daß die Endorphine außer der schmerzlindernden auch noch eine beruhigende, euphorisierende und immunstimulierende Wirkkomponente haben. Diese Wirkkomponenten der Endorphine könnten den Erfolg der Akupunkturbehandlung bei allergischen Erkrankungen und vegetativen Störungen mit erklären.

Eine wichtige Rolle für die Schmerzverarbeitung spielt auch *Serotonin*. Auch von diesem Hormon, das dem Endorphin übergeordnet ist (ohne die Ausschüttung von Serotonin kann das Endorphin seine schmerzlindernde Wirkung nicht entfalten), findet man nach Akupunkturtherapie deutlich erhöhte Konzentrationen im zentralen Nervensystem.

Klinische Bedeutung

Die Grundlagenforschung versucht zu beantworten, wie die Akupunktur auf zellulärer, neurophysiologischer und neurochemischer Ebene wirkt. Wie aber sieht es mit der klinischen Bedeutung der Akupunktur aus? Auch hierzu wurde in den letzten 20 Jahren eine Vielzahl von klinischen Studien durchgeführt. Sie zeigen eine besonders hohe therapeutische Wirksamkeit der Akupunktur u. a. bei verschiedenen Arten von Kopfschmerzen (Spannungskopfschmerzen, Kopfschmerzen bei oberem HWS-Syndrom, Migräne) sowie bei verschiedenen Beschwerden des Bewegungsapparates (z. B. Schulter-Arm-Schmerz, Tennisarm, Lumbalgie). Viele klinische Studien aus diesem Bereich zeigen inzwischen eindeutig, daß die Akupunktur keinesfalls nur über einen Suggestiveffekt zu erklären ist, da sie eine viel höhere analgetische Wirkung als eine Suggestionstherapie hat. Hierfür sprechen auch Untersuchungsergebnisse, nach denen Patienten, die sich leicht hypnotisieren lassen, nicht besser oder schlechter auf Akupunktur reagieren als in dieser Hinsicht »normale« Patienten.

Trotz einer Vielzahl naturwissenschaftlicher Erkenntnisse ist doch ein großer Teil der offensichtlich therapeutischen Wirkungen der Akupunktur noch nicht bis ins einzelne wissenschaftlich nachvollziehbar. Die Akupunktur leistet mehr, als bisher naturwissenschaftlich erklärbar ist. So bleibt u. a. die wesentliche Frage, wie die Akupunktur nicht nur momentan oder für einige Stunden schmerzlindernd wirkt, sondern tatsächlich bei vielen Erkrankungen auf Dauer »heilen« kann, noch offen: Ein Patient, der seit 30 Jahren an Kopfschmerzen leidet, ist nach zwölf Behandlungen gesund. Der Hexenschuß der Patientin, der normalerweise mindestens eine bis zwei Wochen andauert, war nach nur einer Behandlung vollständig beseitigt. Verändert hier die Akupunktur im zentralen Nervensystem bestimmte Kooperationsmuster schmerzverarbeitender Nervenzellverbände, sog. Engramme, wie sie der Physiologe *Keidel* vorschlägt? Oder bewirkt eine Folge von mehreren Akupunkturbehandlungen, daß Endorphine nicht nur momentan, sondern auf Dauer leichter und häufiger ausgeschieden werden und somit eine anhaltende Schmerzlinderung ermöglichen? Diese Hypothese wird von *Han Jisheng* vertreten, dem bedeutendsten chinesischen Grundlagenforscher auf dem Gebiet der Akupunktur. Bis jetzt sind dies weiterführende Vermutungen, noch kein gesichertes Wissen.

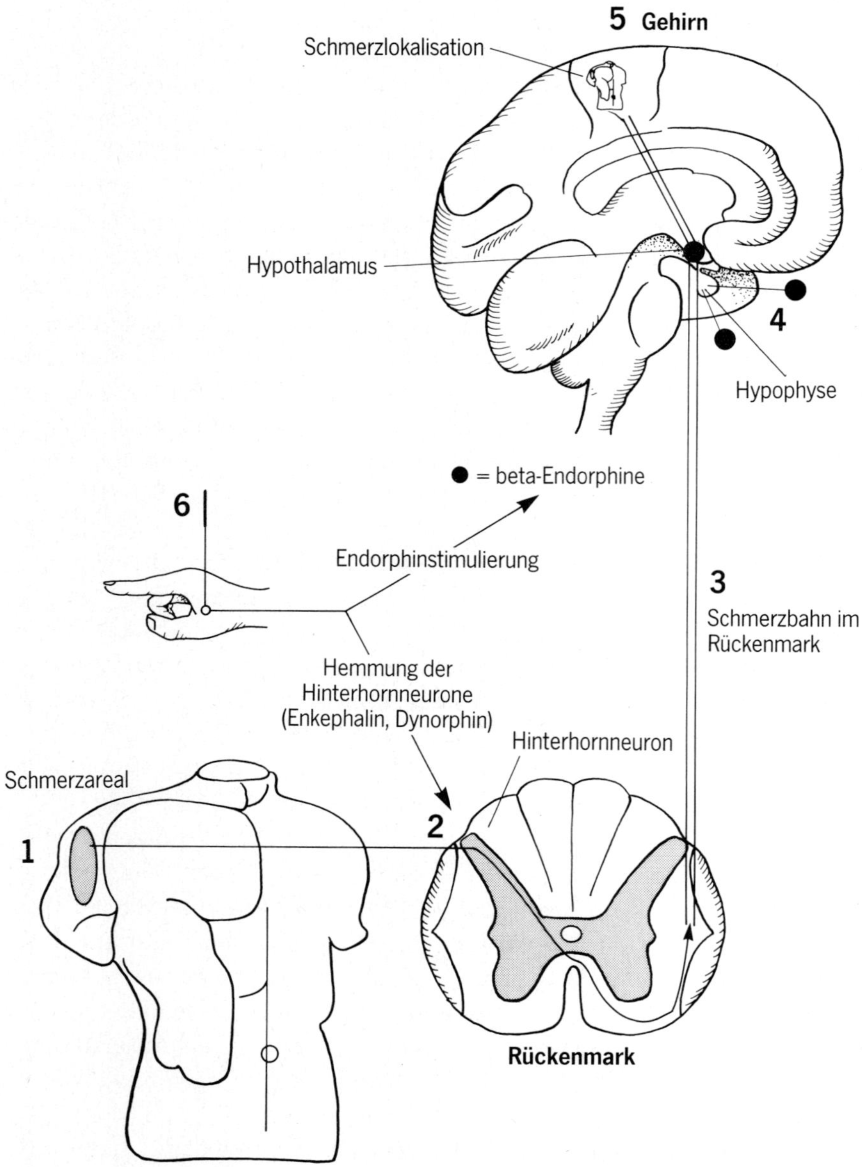
5 Gehirn
Schmerzlokalisation
Hypothalamus
4
Hypophyse
● = beta-Endorphine
6
Endorphinstimulierung
3
Schmerzbahn im
Rückenmark
Hemmung der
Hinterhornneurone
(Enkephalin, Dynorphin)
Hinterhornneuron
Schmerzareal
1
2
Rückenmark

Aber die tägliche Erfahrung zeigt eindringlich, daß bei bestimmten Erkrankungen vielen Patienten mit Akupunktur geholfen werden kann, sofern sie differenziert von geschulten Therapeuten angewandt wird.

Bedeutung der Akupunktur innerhalb der westlichen Medizin

Unser historisches Verständnis der chinesischen Medizin und die in den letzten Jahren erheblich zugenommenen wissenschaftlichen Erkenntnisse der Wirkungsweise der Akupunktur haben dazu geführt, daß die Auseinandersetzung westlicher Ärzte mit der Akupunktur immer intensiver wurde. Immer genauer wird das Wissen um diese Behandlungsmethode, immer differenzierter die Anwendung der Akupunktur in der täglichen Praxis. Mit der Anzahl der Ärzte, die Akupunktur praktizieren, und mehr noch mit den deutlichen Therapieerfolgen wächst zusehends die Anerkennung der Methode. An drei Universitäten in Deutschland – Düsseldorf, Heidelberg und München – wird intensive Akupunkturforschung betrieben und werden reguläre Vorlesungen zur Akupunktur gehalten. Die Akupunktur hat sich somit von einem ehemaligen Außenseiterverfahren zu einer weithin anerkannten Therapiemethode entwickelt.

◀ Abb. 2 Analgetische Wirkung der Akupunktur
Schmerzen, hier dargestellt im Bereich der Schulter (1), werden als elektrische Signale über Nervenfasern den sog. Hinterhornneuronen des Rückenmarkes zugeleitet (2). Von dort aus gelangt der Reiz über lange Bahnen des Rückenmarkes (Tractus spinothalamiocus anterior) (3) zum Hypothalamus (4) und anschließend zum Großhirn (5), welches die Schmerzlokalisation am Körper ermöglicht. Durch die Akupunktur, als Beispiel hier der Punkt Dickdarm 4 zwischen Daumen und Zeigefinger (6), ein besonders stark schmerzlinderndwirkender Punkt, wird die Reizweiterleitung am Hinterhornneuron vermindert und eine Beta-Endorphinausschüttung in der Hypophyse und im Hypothalamus bewirkt.

Traditionelle chinesische Theorien

Das Tao

Anders als die westliche Medizin, deren grundlegende Wissenschaft das genaue Studium des Aufbaus der Organe (Anatomie) ist, wurzelt die chinesische Medizin in den naturphilosophischen Anschauungen des Taoismus.

Der Taoismus entstand am Ende der *Zhou*-Dynastie (ca. 500 v. Chr.). Der Kern der taoistischen Naturphilosophie besteht in der Auffassung, daß die gesamte durch unsere Sinne wahrnehmbare Welt, so dingfest materiell sie auch scheinen mag, nicht durch Konstanz, sondern durch ständigen, zyklischen Wandel geprägt ist. Die Taoisten beobachteten sehr genau die Veränderungen der Natur im Lauf der Jahreszeiten und den Einfluß dieser Veränderungen auf den in der Natur lebenden Menschen. Sie bemerkten, wie sich Landschaft, Klima und Nahrung auf den Menschen auswirken und wie die Dinge, mit denen er sich in seiner Behausung täglich umgab, ihn beeinflußten. Im genauen Studium der wechselseitigen, sich stetig verändernden Abhängigkeiten von Mensch und Natur liegt der Ausgangspunkt für den Erfahrungsreichtum der traditionellen chinesischen Heilkunde.

Hinter der scheinbaren Welt des steten Wandels stand für die Taoisten eine letzte Realität: das *Tao,* das »Alleine«, dessen »Zentrum überall und dessen Peripherie nirgends ist«.

Eine genaue Beschreibung des *Tao* vermieden die Taoisten; die Bedeutung des Wortes war für sie nicht direkt aussprechbar. So bedienten sie sich paradoxer Beschreibungen und Sinngedichte, wie man sie gesammelt in dem Buch *Tao te King* findet:

Das Tao, das begriffen werden kann,
ist nicht das Tao des Unbegreiflichen.
Der Name, der gesagt werden kann,
ist nicht der Name des Namenlosen.

> Das Tao währt ewig
> Es ist die Mutter alles Todlosen ...
> Das Tao ist Bewegung in sich selbst.
> Seine Bewegung ruht in sich selbst.

Das Qi

Eng verwandt mit dem Tao ist das *Qi,* die Lebensenergie. Das traditionell chinesische Verständnis der Lebensenergie geht über das westlich physikalische Konzept der Energie hinaus:

> Man versteht in der traditionellen chinesischen Medizin unter Lebensenergie diejenige Energie, die alles Lebendige bedingt.

Qi bewegt die Lebewesen wie der Wind das Wasser, sie erzeugt die Körperwärme und die psychischen Aktivitäten und ermöglicht, Nahrung aufzunehmen und diese in Blut und andere Körpersäfte umzuwandeln. Das Qi bestimmt die Haltung und die Bewegung eines Menschen, seine Stimme, seine Sprache, es spiegelt sich im Glanz seiner Augen (hier wird es *Shen* genannt). Entweicht das Qi, so stirbt der Mensch.

Yin und Yang

Hinter dem zyklischen Wandel und den verflochtenen Beziehungen der Welt stand das Tao, hinter den Lebensäußerungen alles Lebendigen die Lebensenergie Qi.

> Eine dritte grundlegende Erkenntnis der Chinesen war, daß in der wahrnehmbaren Welt nichts entstehen kann, ohne daß nicht auch gleichzeitig sein polares Gegenteil existiert.

> Das universale Weltgesetz der Polarität nannten sie das *Gesetz von Yin und Yang.*

Ursprünglich bedeutete Yin die Schattenseite und Yang die Sonnenseite eines Berghanges. Yin symbolisierte also das Dunkle,

Kühle, Yang eher das Warme, Helle. Wie das Kühle der Ruhe, der Besonnenheit, dem Festen entspricht, so entspricht Yin allem Strukturformenden. Wie das Warme der Bewegung, dem Geist oder auch dem Geistesblitz, dem kreativ Möglichen entspricht, so entspricht Yang allem Strukturverändernden. Yin und Yang sind also Symbole für einander entgegengesetzte Prinzipien. Normalerweise befinden sich Yin und Yang in einem regelmäßigen Wechsel: auf Ruhe folgt Bewegung, auf Nahrungsaufnahme die Nahrungsausscheidung, auf Einatmen folgt Ausatmen. Nimmt einer der beiden Faktoren zum Beispiel durch äußere Einflüsse erheblich zu, so wächst auch der andere, und beide stabilisieren sich wieder: Einer längeren Hitzeperiode (Yang) folgt in der Natur der Regen (Yin), und die »Ruhe vor dem Sturm« (Yin) weist auf das drohende Unwetter hin (Yang). Oder der Mensch, der seinen Körper der Sonne aussetzt (Yang), beginnt zu schwitzen (Yin).

Yin und Yang bezeichnen keine absoluten Zustände und können nicht unabhängig voneinander definiert werden. So ist das Wasser im Verhältnis zum Feuer zum Beispiel Yin; aber das Wasser im Verhältnis zum Eis, dem gefrorenen und harten, ist das flüssig bewegliche und wärmere Yang. Die einzelnen Zuordnungen zu Yin und Yang lassen sich nicht nach logischen Regeln vollziehen, doch ist die Bedeutung von Yin und Yang umso mehr der unmittelbaren Erfahrung, dem intuitiven Verständnis zugänglich *(s. Tab. 1)*.

Tab. **1** Yin- und Yang-Entsprechungen

Yin	**Yang**
Erde	Himmel
Mond	Sonne
unten	oben
Nacht	Tag
dunkel	hell
kalt	warm
feucht	trocken
innen	außen
weiblich	männlich
Reaktion	Aktion

Das gesamte naturphilosophische Gebäude der chinesischen Medizin ruht auf den drei Grundpfeilern Tao, Qi, Yin und Yang *(vgl. Abb. 3)*.

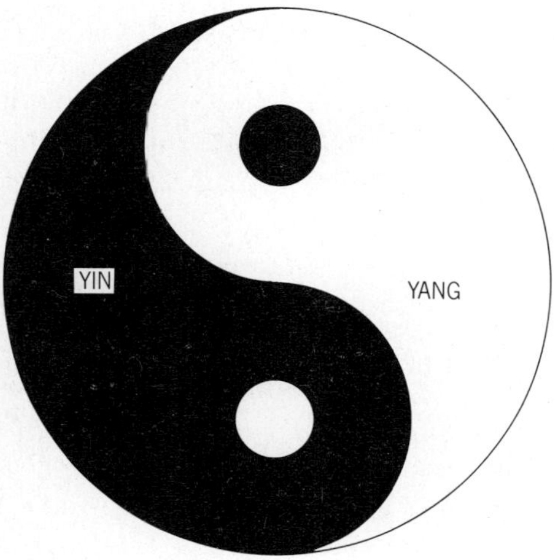

Abb. 3 Das Tai-Chi-Symbol zeigt die Einheit *Tao* und *Qi*. Als Rotationskörper suggeriert der Kreis, wie *Yin* und *Yang* ineinander übergehen und wie das eine in dem jeweils anderen enthalten ist, und er zeigt, wie ohne *Yin* oder *Yang Tao* und *Qi* nicht existieren können.

Akupunkturmeridiane

Definition

Nach traditionell chinesischen Vorstellungen ziehen 14 untereinander verbundene Linien netzartig über die Körperoberfläche des Menschen. Aufgrund ihrer Ähnlichkeit mit dem Koordinatennetz der Erde bezeichneten französische Missionare und portugiesische Seefahrer diese Linien als Meridiane.

In den Meridianen fließt die Lebensenergie Qi; sie gelangt an den 672 auf den Meridianen gelegenen Akupunkturpunkten an die Körperoberfläche. Hier kann der Energiefluß des Meridians und zugehörigen Organs durch die Akupunktur beeinflußt werden.

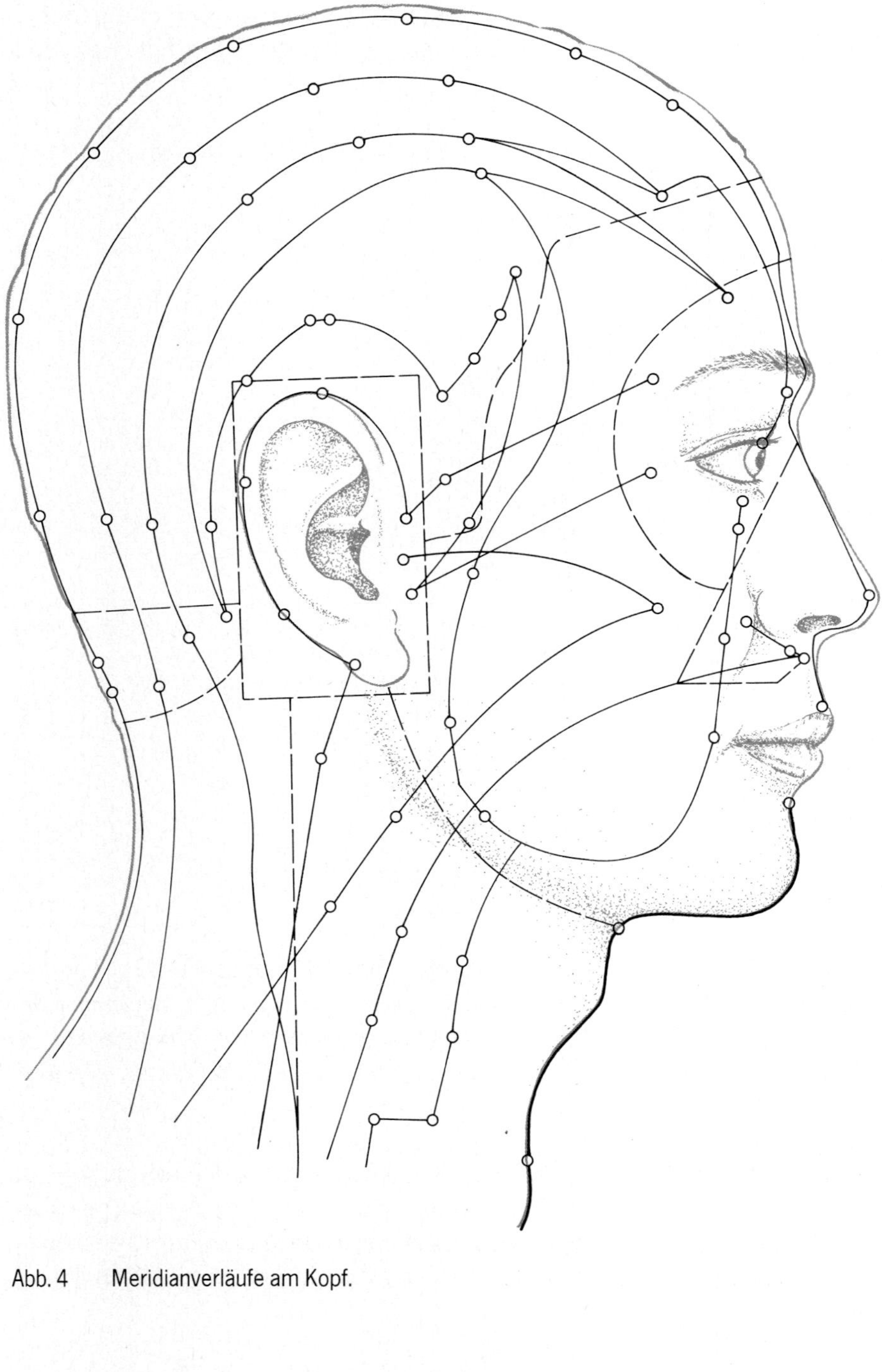

Abb. 4 Meridianverläufe am Kopf.

Alle Meridiane, die an der Außen- und Rückseite des Körpers verlaufen, sind Yang-Meridiane, alle Meridiane, die an der Körperinnen- und Vorderseite verlaufen, sind Yin-Meridiane. 12 der 14 Meridiane stehen jeweils paarig in Verbindung mit 12 inneren Organen; die Yang-Meridiane mit den Yang-Organen Dünndarm, Magen, Dickdarm, Blase, Gallenblase und Sanjiao, die Yin-Meridiane mit den Yin-Organen Herz, Milz-Pankreas, Lunge, Niere, Leber und Perikard (Herzbeutel). Die Yang-Organe sind Hohlorgane und werden als Fu-Organe bezeichnet, die Yin-Organe sind solide Organe und werden als Zhang-Organe bezeichnet.

Im Gegensatz zu den Akupunkturpunkten ist es bisher noch nicht gelungen, die Existenz der Meridiane physiologisch nachzuweisen, doch empfinden viele Patienten bei der Akupunktur ein ausstrahlendes Wärme- oder Druckgefühl, das *De-Qi-Gefühl,* exakt entlang des Meridianverlaufs.

Die 3 Umläufe

Die 12 Meridiane bilden drei Umläufe. Zu jedem Umlauf gehören 2 Yin- und 2Yang-Meridiane. Als **Beispiel** wollen wir hier den **ersten Umlauf** mit seinen 4 Meridianen verfolgen.

Der erste Umlauf beginnt mit dem Yin-Meridian Lunge. Ausgehend von dem ersten Punkt unterhalb des Schlüsselbeines zieht der Meridian über die Achsel und den Unterarm zum inneren Nagelwinkel des Daumens. Von dort fließt das Qi zum Dickdarmmeridian, einem Yang-Meridian, der an der Zeigefingerspitze beginnt und über die Außen- und Streckseite des Unter- und Oberarmes über die Schulter und den Hals zum Gesicht zieht. Der nächste Meridian ist der Magenmeridian – wieder ein Yang-Meridian. U-förmig zieht er vom unteren Augenlid zum Haaransatz; ein weiterer Ast verläuft vom Gesicht über den Hals zur Mitte des Schlüsselbeines und weiter auf der Vorderseite des Körpers über Brustkorb und Bauch zur Streckseite des Oberschenkels und Unterschenkels bis zur 2. Zehe. Zuletzt gelangt die Energie in den Milz-Pankreas-Meridian, der am inneren Nagelwinkel der Großzehe entspringt und hinter dem inneren Sprunggelenksknöchel über die

Innenseite des Unterschenkels und des Oberschenkels bis zum Bauch und seitlichen Brustkorb zieht.

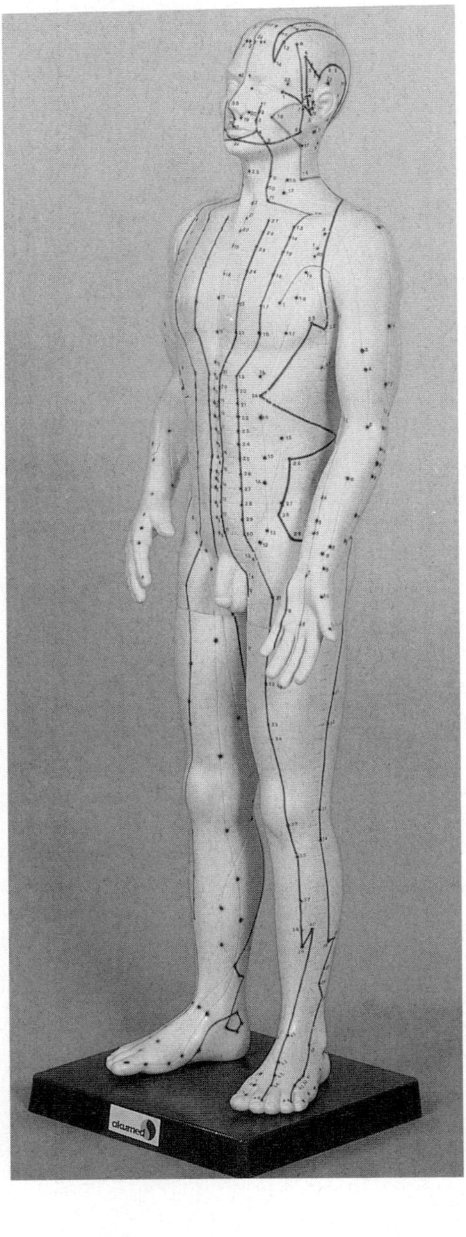

Abb. 5

Heutige Darstellung der Akupunkturmeridiane auf einer Puppe. Sämtliche Yang-Meridiane verlaufen auf der Außen- und Rückseite des Körpers, sämtliche Yin-Meridiane auf der Innen- und Vorderseite.

Organe und Meridianverlauf

Vergleicht man die einzelnen Meridiane gleicher Polarität miteinander, so beobachtet man, daß sie an Arm und Bein analog verlaufen. Der Yin-Meridian Lunge zieht zum Daumen, der Milz-Pankreas-Meridian entspringt an der Großzehe. Der Yang-Meridian Dickdarm zieht über die Außenseite des Ellbogen- und über die Vorderseite des Schultergelenkes; der Yang-Meridian Magen zieht über die Außenseite des Knie- und die Vorderseite des Hüftgelenkes. Diese Ähnlichkeit im Meridianverlauf hat große therapeutische Konsequenzen, da man besonders bei akuten Erkrankungen häufig Punkte von ähnlichen Meridianen zur Behandlung auswählt. Aus diesem Grund wird z. B. bei der akuten Schultersteife, einer Erkrankung im Bereich des Dickdarmmeridians, ein Punkt des Magenmeridians, Magen 38, stimuliert. Allein durch diesen von der Schulter sehr weit entfernt gelegenen Punkt erzielt man in 78% der Fälle eine sofortige – und meist bleibende – Schmerzlinderung.

Tab. **2** Organe und Meridianverlauf am Arm und am Bein

Yang Organe	**Meridianverlauf**
Dickdarm	Arm außen
Magen	Bein, Kopf außen
Dünndarm	Arm außen
Blase	Rücken, Bein außen
Sanjiao	Arm außen
Gallenblase	Flanke, Bein außen

Yin Organe	**Meridianverlauf**
Lunge	Arm innen
Milz/Pankreas	Bein innen
Herz	Arm innen
Niere	Bein innen
Perikard	Arm innen
Leber	Bein innen

Die Akupunkturpunkte

Definition

361 Akupunkturpunkte liegen auf den 14 Meridianen. Die Anzahl der Punkte pro Meridian ist unterschiedlich. So zählt man auf dem Herzmeridian zum Beispiel 9 Akupunkturpunkte, während der Blasenmeridian 67 Akupunkturpunkte hat: Er ist der längste Meridian des Körpers.

Viele der Punkte liegen auf markanten Körperstellen. So findet man den Punkt *Yintang* genau über der Nasenwurzel. Er wird als lokal wirksamer Punkt bei Stirnkopfschmerzen und bei Schnupfen gegeben und führt innerhalb von wenigen Minuten zur Abschwellung der Nasenschleimhäute.

Nicht alle Akupunkturpunkte werden gleich häufig eingesetzt, manche sticht man nur sehr selten, manche bei fast jeder Akupunktursitzung. So ist der Punkt Du 20 *Baihui* einer der am meisten gegebenen Punkte. Er liegt auf der Mitte des Schädeldaches. Hier am obersten Pol des Körpers, dem extremsten Yang-Pol des Körpers, können alle Yang-Meridiane gleichzeitig angesprochen werden; somit hat dieser Punkt eine allgemein ausgleichende und beruhigende Wirkung auf das gesamte Yang des Körpers und wird deshalb von vielen Akupunkturärzten zu Beginn der Behandlung gestochen.

Neben den Punkten auf den Akupunkturmeridianen gibt es auch noch solche, die keinem Meridian zugeordnet werden. Besonders wichtig sind hier die *Ah-shi-Punkte. Ah-shi* bezeichnet lautmalerisch spontan druckempfindliche Punkte. Man findet sie häufig bei muskulären Verspannungen im Nackenbereich, wo sie eine der Ursachen hartnäckiger Kopfschmerzen sein können.

Punktlokalisation

Punkte, die nicht so leicht zu lokalisieren sind, findet man mit Hilfe einer **proportionalen Meßtechnik.** Hierzu bedient man sich der

Breite des Daumenendgliedes, idealerweise des Daumenendgliedes des Patienten, da dieses zur gesamten Körpergröße des Patienten in einem bestimmten Verhältnis steht. Das Maß wird *Cun* genannt, und die Lage vieler Akupunkturpunkte wird mit Hilfe dieses Maßes beschrieben.

So findet man zum Beispiel den Punkt Perikard 6 *Neiguan* 2 Cun körpernah von der beugeseitigen Handgelenksfalte, genau zwischen den beiden Handbeugesehnen. Dieser Punkt wirkt besonders bei Übelkeit und Erbrechen, und häufig genügt hier schon eine kräftige Druckmassage (Akupressur), um die gewünschte Wirkung zu erzielen.

Manche Akupunkturärzte nutzen auch die Tatsache, daß Akupunkturpunkte einen gegenüber der übrigen Haut um 90% verminderten Hautwiderstand aufweisen, zur Punktlokalisation. Sie suchen die entsprechenden Körperareale mit einem elektrischen **Punktsuchge-**

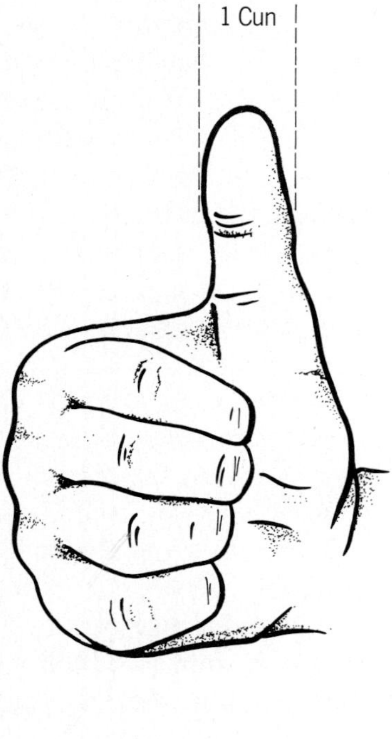

Abb. 6

rät ab. Allerdings wenden erfahrene Ärzte die Methode im allgemeinen nur bei der Ohrakupunktur an, da hier die Punkte sehr eng nebeneinander liegen.

Zuweilen lassen sich Akupunkturpunkte auch als Verhärtungen oder teigige Schwellungen in der Haut **tasten;** sie können bei Erkrankungen des Meridians oder Organs sogar druckempfindlich werden. Ein typisches Beispiel hierfür sind die *Alarm*- oder *Mu*-Punkte, die alle auf der Vorderseite des Rumpfes liegen. So findet man bei Asthmatikern häufig einen Druckschmerz über dem Alarmpunkt der Lunge, Lunge 1 *Zhongfu;* er liegt in der Vertiefung 1 Cun unterhalb des Schlüsselbeines, 6 Cun seitlich des Brustbeines.

Die Stichtechnik

Die Wirkung eines Punktes hängt wesentlich von der angewandten Stichtechnik ab. Durch eine **starke Stimulation** der Nadel – schnelles Drehen bei gleichzeitiger Auf- und Abbewegung – erreicht man eine Sedierung der Meridian- oder Organenergie. Diese Stimulationstechnik wendet man eher bei akuten Erkrankungen an, bei denen meist eine Energiefülle vorliegt, und oft bessern sich die Beschwerden noch während der Behandlung.

Bei chronischen Erkrankungen herrscht dagegen meist ein Qi-Mangel in den betreffenden Meridianen und Organen. Um in diesem Fall das Qi zu stärken oder zu tonisieren, sticht man besonders dünne Nadeln, die man **ohne weitere Stimulation** mindestens 20 Minuten liegenläßt.

Auch die **Stichtiefe** ist von Bedeutung. Sie ist von Punkt zu Punkt unterschiedlich und reicht von wenigen Millimetern, also der Durchdringung der Hautoberfläche, bis zu 8 bis 10 cm bei Punkten am Rücken oder Gesäß. Bei richtiger Stichtechnik ist der Einstich in einen Akupunkturpunkt nicht schmerzhaft. Häufig spürt der Patient lediglich ein sich um den Punkt herum ausbreitendes Wärme- und Druckgefühl, das *De-Qi-Gefühl. De-Qi* bedeutet »ankommende Energie«. Diese Empfindung ist meist für den therapeutischen Erfolg der Akupunkturtherapie unabdingbar.

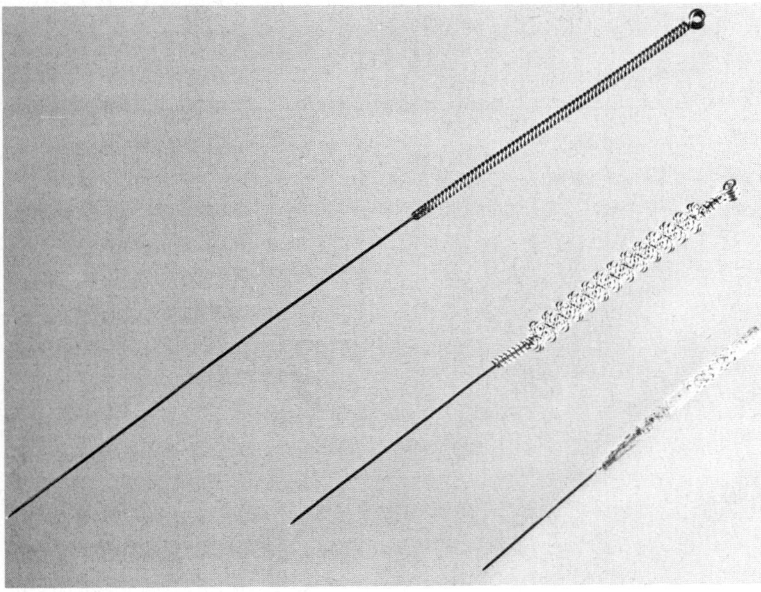

Abb. 7 Akupunkturnadeln aus Stahl verschiedener Länge und Stärke. Die Nadeln mit geflochtenem Griff werden für die Akupunktur am ganzen Körper eingesetzt, die kleinere Nadel mit Aluminiumgriff dient häufig als Nadel für die Akupunktur von Punkten im Gesicht.

Diese Akupunkturpunkte sollten Sie kennen!

Folgende Akupunkturpunkte sind besonders wichtig und werden oft vom Arzt angewandt. Schon durch eine Massage der Punkte, d.h. durch Akupressur, läßt sich eine – wenn auch im Vergleich zur Akupunktur wesentlich geringere – Wirkung erzielen, so daß diese Punkte kurzfristig selbst eingesetzt werden können.

Tab. **3** Häufig angewandte Akupunkturpunkte

Punkte	**Lage**
Dickdarm 1 (Shangyang)	2 mm hinter und seitlich des dem Daumen zugewandten Nagelwinkels des Zeigefingers. Wichtigste Anwendung für die Akupressur sind Zahnschmerzen.
Dickdarm 4 (Hegu)	Wenn der Daumen gegen die Hand angespreizt wird, liegt dieser Punkt am höchsten Punkt des Muskelwulstes zwischen Daumen und Zeigefinger. Bei Akupunktur hat dieser Punkt eine auf den ganzen Körper sich ausdehnende schmerzlindernde Wirkung. Zusätzlich wird er bei Verdauungsstörungen sowie Erkrankungen im Bereich des Dickdarmmeridians gestochen. Durch Akupressur dieses Punktes lassen sich leichte Kopfschmerzen behandeln.

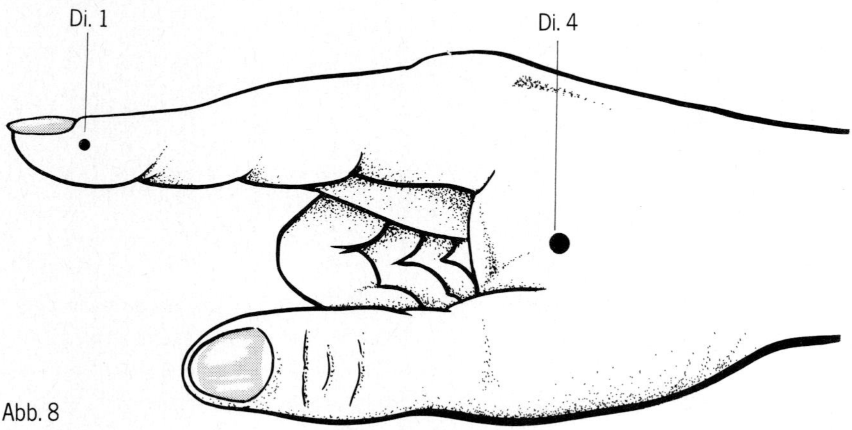

Abb. 8

Tab. **3** (Fortsetzung)

Punkte	**Lage**
Perikard 6 (Neiguan)	Auf der Beugeseite des Unterarmes, 2 Cun (also 2 Daumenbreit) entfernt von der Handgelenksbeugefalte, zwischen den Beugesehnen gelegen. Dieser Punkt wirkt besonders auf Organe des Oberbauches. Für die Akupressur eignet er sich zur Behandlung von Übelkeit und Erbrechen.

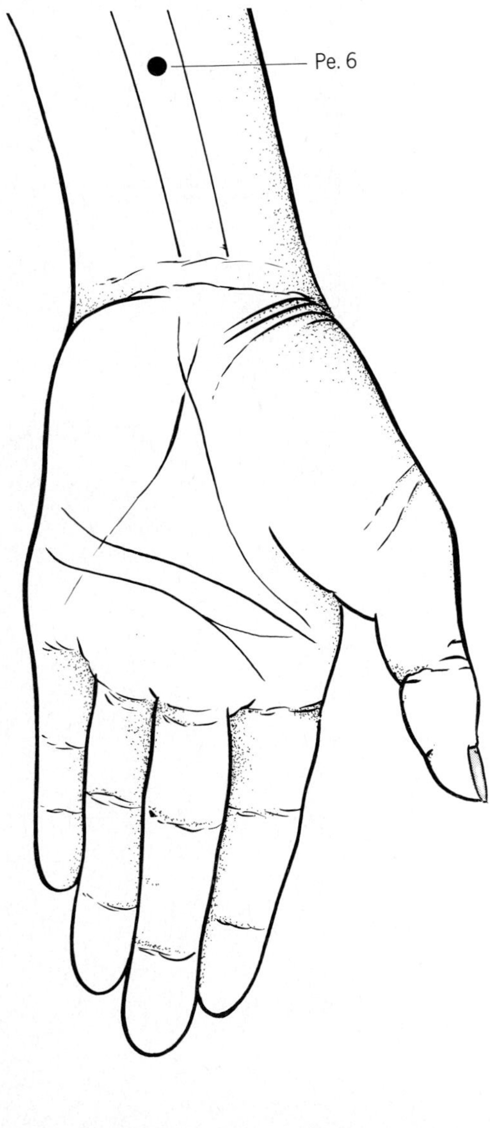

Abb. 9

Tab. **3** (Fortsetzung)

Punkte	Lage
Du 26 (Renzhong)	Der Punkt befindet sich am Übergang vom oberen zum mittleren Drittel der Nasen-Lippenfalte. Gestochen wird er in der Akupunktur bei akutem Kreislaufkollaps und bei plötzlichen Krampfzuständen, wie zum Beispiel bei der Epilepsie. Die Akupressur muß hier sehr kräftig ausgeführt werden, dann kann man einen Kreislaufkollaps schnell beheben und einen nicht zu ausgeprägten epileptischen Anfall unterbrechen.

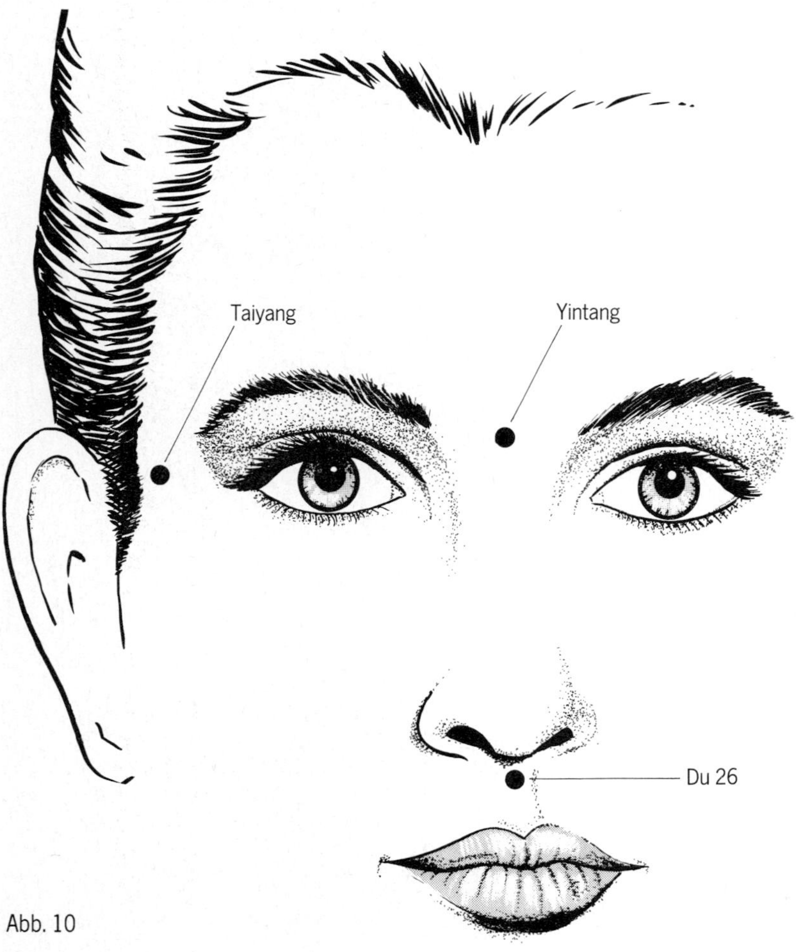

Abb. 10

Tab. 3 (Fortsetzung)

Punkte	Lage
Yintang	Zwischen den Augen, genau über der Nasenwurzel gelegen. Neben seiner Bedeutung zur Behandlung von Stirnkopfschmerzen wird dieser Punkt bei allen Erkrankungen gestochen, die mit einer Beteiligung der Nase einhergehen. Eine verstopfte Nase läßt sich durch kräftige Akupressurmassage bessern.
Taiyang	In der Mulde 1 Cun, seitlich des äußeren Augenwinkels gelegen. Ein wichtiger Kopfschmerzpunkt, den man mit Akupressur bei Schläfenkopfschmerz leicht massieren sollte.

Die 5 Elemente

Definition

Als gute Naturbeobachter bemerkten die Taoisten, daß *ein* wesentliches Prinzip allen natürlichen Vorgängen zugrunde liegt: das Prinzip dynamischer zyklischer Abläufe. Sie beobachteten Veränderungen in der Natur, die immer wieder zu ihrem Ausgangspunkt zurückfinden. Um diese kreisförmigen Veränderungen zu beschreiben, entwickelten sie das System der 5 Elemente, auch das System der 5 Wandlungsphasen genannt.

Die Kreisläufe in der Natur machen bestimmte Phasen durch, z. B. Frühling, Sommer, Spätsommer, Herbst und Winter. Diese Phasen finden sich auch in allen Naturprozessen, so gibt es die Phase der Geburt, der Kindheit, der Jugend, des Erwachsenen- und des Greisenalters. Alle Phasen ließen sich auch durch die Symbole Yin und Yang beschreiben, zum Beispiel wäre die Phase der Geburt Yang und die Phase des Todes Yin. Yin und Yang betonen eher den polaren Charakter, während die 5 Elemente dem zyklischen Verlauf gerechter werden.

Die Bezeichnung »5 Elemente« entstand, weil sich die Chinesen bei ihrer Beschreibung der Elemente bedienten, die sie in ihrer Umwelt vorfanden: *Holz, Feuer, Erde, Metall* und *Wasser*.

Dabei darf der Name »Element« nicht suggerieren, daß es sich um feste, abgegrenzte Einheiten handelt, vielmehr sind es Symbole für einen momentanen energetischen Zustand im Gesamtkreislauf natürlicher Vorgänge. Die Erde als nährendes Element, ohne das sich alle anderen Elemente nicht entwickeln können, stellt das Zentrum dar. Das Holz symbolisiert alles Werdende, Kreative, sich Entwickelnde. Das Feuer ist Höhepunkt aller Entwicklung, der zu einem Teil auch schon wieder die Möglichkeit des Niederganges in sich birgt. Das Metall ist das Element der Härte, Schwere und der Tendenz des Fallenden, des In-Sich-Zusammensinkenden, Sich-Verschließenden und Konzentrierenden. Vollständig wird dieser Zustand im Element Wasser erreicht: Es ist kalt, dunkel (in der Farbe des Ozeans) und tief.

Zuordnungen

Den Elementen haben die Chinesen entsprechende Erscheinungen in der **Natur** zugeordnet. So gehört zum Element Holz die Jahreszeit Frühling als Jahreszeit des Wachstums. Zum Feuer gehört der Sommer, die Jahreszeit der Vollendung des Wachstums, der Blüte und auch der Hitze. Zur Erde gehört die Jahreszeit des Spätsommers, die Zeit der Reife und der frühen Ernte. Das Metall repräsentiert die Zeit des Herbstes, die Zeit der bereits geernteten Felder. Schließlich das Wasser: Es symbolisiert den Winter, die Zeit der Kälte, der Stille und der Besinnung.

Weiterhin sind den Elementen außer den Jahreszeiten und den Farben auch bestimmte **Gefühle** zugeordnet. So gehört zum Holz der Schaffensdrang, ein Impuls, der, wenn er gebremst wird, zu Zorn und Wut führt. Zum Feuer gehört die Freude, zur Erde die Empfindung des Mitgefühls, der allgemeinen Sympathie und der Sorge um andere Menschen, das Metall symbolisiert Nachdenklichkeit und Trauer, das Wasser Furcht und Angst.

Ihre besondere Bedeutung für die chinesische Medizin erhalten die 5 Elemente aber erst durch das Einbeziehen der **10 Organe:** Zum Holz gehört das Yin-Organ Leber und das Yang-Organ Gallenblase, zur Erde das Yin-Organ Milz/Pankreas und das Yang-Organ Magen, zum Metall das Yin-Organ Lunge und das Yang-Organ Dickdarm und zum Wasser das Yin-Organ Niere und das Yang-Organ Blase.

Unter den einzelnen Kategorien der 5 Elemente werden jeweils Erscheinungen zusammengefaßt, die ähnliche qualitative Eigenschaften besitzen. Viele dieser Zuordnungen kann man nicht logisch überprüfen, sind aber dem intuitiven Verständnis und der unmittelbaren Lebenserfahrung um so zugänglicher. Allein unsere **Umgangssprache** gibt hierfür viele Hinweise.

So sagen wir zum Beispiel, daß einem wütenden Menschen »eine Laus über die Leber gelaufen sei« und stellen damit die Beziehung zwischen der Emotion Wut und dem Organ Leber in der gleichen Weise her wie die Chinesen. Redewendungen wie »das Herz springt vor Freude«, man »tanzt vor Freude um das Feuer«, ein »warmherziger« Mensch oder ein Mensch von »feurigem« Temperament oder »feurigem« Geist beinhalten Assoziationen, die im Element Feuer von den Chinesen beschrieben werden.

Weiterhin gibt es das Sprichwort, daß Liebe durch den Magen geht. Entsprechend der chinesischen Medizin wird auch hier die Verbindung zwischen Sympathie und Magen im Erdelement betont.

Eindringlich hat *Thomas Mann* in seinem Roman »Der Zauberberg« die beklemmende Atmosphäre in einem Tuberkulose-Sanatorium beschrieben, wo lungenkranke Menschen in kraftloser Traurigkeit dahinvegetieren. Daß die Organe Blase und Niere dem Wasserelement zuzurechnen sind, ist leicht nachvollziehbar. Wenn wir davon sprechen, daß jemand vor Furcht zittert oder sogar friert – Wasser ist kalt – oder »sich gar in die Hosen macht«, so wissen auch wir von der Verbindung von Angst und Niere im Wasserelement.

Beschäftigt man sich näher mit diesen Entsprechungsreihen, so findet man verblüffende Zusammenhänge, zum Beispiel den Zusammenhang zwischen Niere, Knochen, Ohr und der Farbe Schwarz. Auf den ersten Blick mag dies unverständlich scheinen, doch wissen wir aus der Medizin, daß Patienten mit einer chronischen Niereninsuffizienz durch die Einlagerung spezieller Salze in die Haut eine dunkle Hautfarbe bekommen und daß die Knochen dieser Patienten brüchig werden (renale Osteopathie), da nicht mehr genügend Kalk eingelagert wird. Auch beobachtet man häufig bei diesen Patienten eine Minderung der Hörfähigkeit.

Die wechselseitige Beeinflussung

Um die Veränderungen der einzelnen energetischen Phasen in den 5 Elementen darzustellen, entwickelten die Chinesen die verschiedenartigsten Theorien über die Beeinflussung der Elemente untereinander. Die zwei wichtigsten für die Medizin sind der fördernde oder **Sheng-Zyklus** und der hemmende oder **Ko-Zyklus.**

Der fördernde Zyklus beschreibt, wie aus dem Element Holz, durch Feuer zu Asche verwandelt, die Erde entsteht, in der man Erz findet, aus dem Metall gegossen werden kann. Aus dem Erzgestein mag das Wasser herausfließen, und ohne Feuchtigkeit kann aus der Erde kein neues Leben entstehen, keine Pflanzen, also auch kein Holz.

Die hemmenden Vorgänge in der Natur lassen sich ebenso gut mit den 5 Elementen darstellen: Das Holz wächst aus der Erde hervor und entzieht der Erde ihre Mineralstoffe. Die Erde dämmt das Wasser ein oder saugt es auf. Das Wasser löscht das Feuer und das Feuer schmelzt das Metall. Schließlich zerstört das Metall – wie die Axt den Baum – als härteres Element das Holz.

Was hier für die 5 Elemente im allgemeinen gilt, gilt natürlich auch für sämtliche Glieder der Entsprechungsreihe. So fördern sich die Organe in gleicher Weise. Eine energetische gesunde Leber nährt das Herz, wie die Chinesen sagen. Das Herz sorgt, wenn es im energetischen Gleichgewicht ist, für das Wohlergehen von Milz/Pankreas und Magen. Diese Organe wiederum nähren die Lunge und den Dickdarm, letztere schließlich Niere und Blase. Entsteht in diesem Kreislauf ein

Stau, zum Beispiel durch eine Blockade des Energieflusses Qi, oder durch eine Erkrankung eines der Organe ein Energiemangel in diesem Organ, so bewirkt dies im gesamten Kreislauf ein energetisches Ungleichgewicht. Ist der Energiefluß der Leber zum Herzen blockiert, so mag in der Leber eine Qi-Fülle entstehen, d. h. ein Übermaß an Lebensenergie, das sich unter Umständen durch Kopfschmerzen äußert, wogegen es dem Herz zum gleichen Zeitpunkt an Qi mangeln kann. Ist ein Organ chronisch erkrankt, zum Beispiel die Niere, dann kann es im folgenden Organ, zum Beispiel in der Leber, zu einer Energieleere kommen.

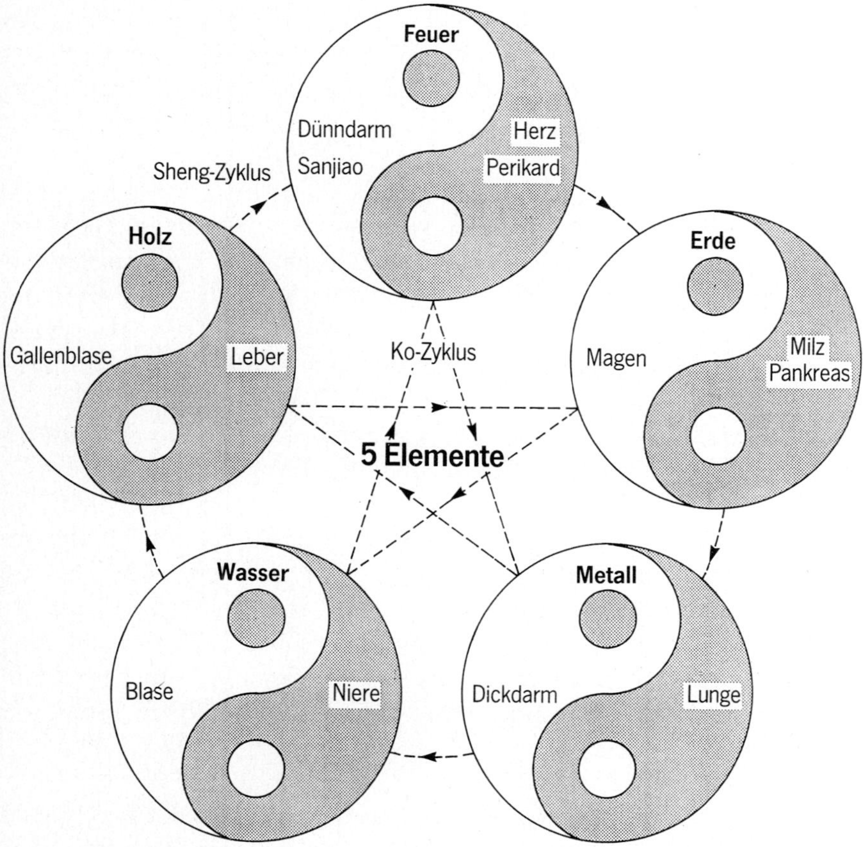

Abb. 11 Traditionell chinesisches Diagramm des *Sheng-* und des *Ko*-Zyklus der 5 Elemente.

Diagnostik und Therapie des energetischen Zustandes

Energiefülle oder Energieleere im einzelnen Element lassen sich mit Hilfe der Entsprechungsreihen meist gut diagnostizieren *(s. Tab. 4)*. So können die charakteristischen Emotionen verändert sein. Ein Mensch kann zum Beispiel keine Freude mehr empfinden, wenn ihm Qi-Energie im Feuerelement fehlt. Vielleicht bevorzugt er salzige Speisen, um die Niere und die Blase zu stärken. Seine Beschwerden treten vornehmlich im Frühling auf oder werden durch Zugluft bedingt, welches auf eine Störung im Holzelement hinweist. Nimmt man hierzu noch die Zungen- und die Pulsdiagnose, die ihrerseits Hinweise auf spezifische Störungen in den einzelnen Organen und Elementen geben, so kann eine chinesische Diagnostik sehr genaue Aussagen über den energetischen Zustand der einzelnen Elemente machen, und man versteht leicht, daß die unterschiedlichsten Symptome mit der Theorie der 5 Elemente auf einen »energetischen Nenner« gebracht werden können.

Aufgabe des Akupunkturarztes ist es, bei einem gestörten Gleichgewicht die Energiebalance in den 5 Elementen wiederherzustellen. Hierzu bedient er sich spezieller Akupunkturpunkte, die Beziehung zu den einzelnen Elementen aufnehmen. So besitzt jeder der Hautmeridiane einen Holz-, Feuer-, Erde-, Metall- und Wasserpunkt. Je nachdem, ob man diesen Punkt in beruhigender (sedierender) oder stärkender (tonisierender) Weise sticht und stimuliert, kann man Energie zu den entsprechenden Elementen hin- oder von diesen ableiten.

Das System der 5 Elemente ist eher philosophisch als wissenschaftlich fundiert. Freilich sollte man nicht vergessen, daß es, wie andere chinesische Erfahrungen, den Schatz jahrtausendelanger Naturbeobachtung beinhaltet. Als therapierender Arzt gewinnt man die schlüssigsten Einsichten in den Zusammenhang einzelner Symptome und erlebt die erstaunlichsten Erfolge bei der Behandlung der Beschwerden.

Eine Akupunkturbehandlung nach den Regeln der 5 Elemente wird jedoch nicht immer und nicht immer zuerst eingesetzt. Viele Erkrankungen lassen sich ohne Rückbezug auf diese Theorie behandeln.

Tab. **4** Zuordnungen zu den 5 Elementen

	Holz	**Feuer** [1)]	**Erde**	**Metall**	**Wasser**
Yin-Organe	Leber	Herz	Milz	Lunge	Niere
Yang-Organe	Gallenblase	Dünndarm	Magen	Dickdarm	Blase
Sinnesorgane	Augen	Zunge	Mund	Nase	Ohren
Körperschichten	Muskel u. Sehnen	Blutgefäße	Bindegewebe (»Fleisch«)	Haut/Haare	Knochen
Emotionen	Zorn	Freude	Mitgefühl	Traurigkeit	Furcht
Geschmack	sauer	bitter	süß	scharf	salzig
stimmlicher Ausdruck	rufen	lachen	singen	weinen	stöhnen
Farben	grün	rot	gelb	weiß	schwarz
Jahreszeit	Frühling	Sommer	Spätsommer	Herbst	Winter
Klimatische Faktoren	Wind	Sommerhitze	Feuchtigkeit	Trockenheit	Kälte
Richtung	Osten	Süden	Mitte	Westen	Norden
Entwicklungsstufen	Geburt	Wachstum	Wandlung	Ernte	Sammlung

[1)] Zu den Organen des Feuerelementes gehören auch noch Perikard und Sanjiao.

Prädestiniert für eine Akupunktur nach der Theorie der 5 Elemente sind jedoch innere Störungen mit Funktionsstörungen unterschiedlicher Organe, Erkrankungen, die mit psychischen Veränderungen einhergehen oder zu bestimmten Jahreszeiten regelmäßig, dagegen zu anderen Jahreszeiten niemals auftreten sowie Funktionsstörungen, die den gesamten Menschen in seiner Umwelt erfassen, ohne sich dabei auf die Erkrankung eines einzigen Organes zu reduzieren.

Chinesische Diagnostik

Vor jeder Akupunkturtherapie steht zunächst eine gründliche schulmedizinische Diagnostik, die entscheidet, ob der Patient mit schulmedizinischen Methoden therapiert werden muß. Gerade sogenannte funktionelle Erkrankungen, die eher durch Funktionsstörungen der Organe als durch organisch-anatomische Veränderungen bedingt sind, lassen sich jedoch oft nur unzureichend mit Methoden der westlichen Medizin therapieren und eignen sich gut für eine Akupunkturbehandlung. Allerdings hat vor jeder chinesischen Therapie auch eine chinesische Diagnostik zu erfolgen. Hierzu gehören im wesentlichen die klinische Diagnostik, die Zungendiagnose und die Pulsdiagnose.

Die chinesische Medizin ist eine energetische Medizin. Dies gilt für alle chinesisch-traditionellen Therapieformen, ob nun Akupunktur, Moxibustion, Heilkräutermedizin oder Ernährungstherapie: Immer versucht man das Energieungleichgewicht in den einzelnen Meridianen oder Organen des Menschen auszugleichen, denn erst Ungleichgewicht der Lebensenergie Qi erzeugt Krankheit.

Mit der chinesischen Diagnostik ist man in der Lage, sich ein genaues Bild der Energieungleichgewichte zu machen.

Häufig sind diese Energieverschiebungen sehr gering und deuten erst auf eine mögliche Erkrankungs*bereitschaft* hin: Der Mensch ist scheinbar noch gesund. Aber schon in diesem Stadium würde eine chinesische Therapie beginnen. Ein altes chinesisches Sprichwort sagt: »Eine Krankheit erst dann zu behandeln, wenn sie ausgebrochen ist, ist wie einen Brunnen zu graben, wenn man bereits Durst hat.«

Klinische Diagnostik

Fülle (Shi) und Leere (Xu)

Fülle- und Leerezustand sind zwei übergreifende diagnostische Kriterien in der chinesischen Medizin. Der energetische Zustand des Patienten vor der Behandlung hat wesentlichen Einfluß auf die Akupunkturtherapie. Somit versucht der chinesische Arzt zuerst einen *Gesamteindruck* vom energetischen Zustand des Patienten zu erlangen:

- Leidet dieser an einer akuten Erkrankung mit einer Qi-Fülle oder herrscht ein chronischer Zustand vor, der meistens einen Qi-Mangel aufweist?

Mit allen *Lebensäußerungen* drückt ein Mensch seinen momentanen energetischen Zustand aus: durch Haltung und Bewegung, Sprache und Gestik, Gedankenfluß und Mimik.

- Hält er sich gebückt, schlaff oder übertrieben kerzengerade, verspannt?
- Setzt er sich in eine schützende Ecke, meidet den Blickkontakt und spricht mit verhaltener Gestik oder läuft er theatralisch gestikulierend durch den Raum?
- Spricht er leise, fast unverständlich oder zu laut?
- Ist der Redefluß stockend oder zeigt er Gedanken- und Ideenflucht?

Wichtig in der chinesischen Diagnostik sind auch die *Augen*. Ihren Glanz bezeichnen die Chinesen als *Shen*. Er ist das Zeichen der psychischen und geistigen Kraft des Menschen.

- Sind die Augen stumpf oder glänzen sie?
- Wölben sie sich vor oder liegen sie wie dunkle Höhlen im Gesicht?

Tab. **5** Typische Fülle- und Leeresymptome

Fülle-(Shi-)Symptome	**Leere-(Xu-)Symptome**
forscher Gang	zögerlicher Gang
aufrechte Haltung	gebeugte Haltung
laute Stimme	leise Stimme
Bluthochdruck	niedriger Blutdruck
Aktivität	Abgeschlagenheit
Schlafstörungen	Schlafbedürfnis, leichte Ermüdbarkeit
vermehrte Hautdurchblutung	verminderte Hautdurchblutung

All diese Eindrücke erlauben einen ersten Überblick, ob es sich bei einer Erkrankung eher um einen Füllezustand oder einen Leerezustand des Qi handelt.

Außen (Biao) und Innen (Li)

Weiterhin ist zu entscheiden, ob sich die Krankheit noch an der »Oberfläche«, d. h. im Bereich der Haut, des Bindegewebes und der Muskeln befindet, oder ob sie bereits in die tieferliegenden Organe eingedrungen ist.

So beginnt Grippe meist mit Muskelschmerzen, Nackenverspannungen und allgemeinen Gliederschmerzen. Dies sind typische Erscheinungen der Erkrankung der äußeren Schicht. Zur Therapie wählt man Punkte, die auf den durch die schmerzenden Körperareale ziehenden Meridianen liegen. Solange nur die äußeren Schichten des Körpers betroffen sind, läßt sich die Erkrankung noch relativ schnell heilen. Wartet man aber und hat der Körper nicht genügend Abwehrenergien, dringt die Erkrankung in die Tiefe. Die Nase beginnt zu jucken, dann sondert sie Nasensekret ab, der Patient bekommt Schnupfen, anschließend einen trockenen Hals, dann Husten und schließlich schleimigen Auswurf. Das Fieber steigt und der Patient wird bettlägerig. Die Stadien zeigen, wie die Krankheit von außen nach innen dringt und schließlich die Lunge und das ihr zugeordnete Sinnesorgan, die Nase *(s. Tab. 2)* angegriffen hat.

Hitze (Han) und Kälte (Re)

Als dritte polare Kategorie ist die Hitze- oder Kältesymptomatik zu überprüfen. *Hitzesymptome* sind Yang-Symptome und finden sich meist bei akuten Erkrankungen. Fieber und vermehrtes Schwitzen sind typische Hitzesymptome; dazu kommt eventuell gelber, konzentrierter Urin und verstärkter Durst. Meist sind Hitzesymptome bei akuten Allgemeinerkrankungen durch äußere Störungen wie Infektion, Erkältung, Überlastung bedingt. Sie finden sich aber auch bei akuten lokalen Entzündungen, hier mit Schwellung und Druckempfindlichkeit einhergehend, z. B. bei akutem Abszeß oder akuter Gelenkentzündung.

Kältesymptome begleiten eher chronische Erkrankungen. Im Vergleich zur akuten Gelenkentzündung bleibt zwar die Schwellung, aber sie ist teigig, weniger druckempfindlich und weist gegenüber der Umgebung keine erhöhte Hauttemperatur und keine Rötung auf. Weitere Kältesymptome sind häufiges Frieren, kalte Hände und Füße, unter Umständen Muskelverspannungen im Lendenbereich.

Die Unterscheidung zwischen Hitze- und Kältesymptomen ist deshalb so wichtig, weil sie völlig unterschiedlich behandelt werden. Wendet man bei Kältesymptomen eher nahegelegene Akupunkturpunkte an und erwärmt eventuell durch Moxibustion, so nadelt man bei Hitzesymptomen eher Fernpunkte und stimuliert diese stärker; zusätzlich rät man unter Umständen zu einer Ernährung mit kühlender Wirkung (s. »Ernährungstherapie«).

Yin oder Yang

Alle diagnostischen Beobachtungen bezüglich Fülle – Leere, Außen – Innen und Hitze – Kälte werden in den übergreifenden Kategorien Yin und Yang zusammengefaßt. Man weiß, daß Yin-Beschwerden im allgemeinen schwerer therapeutisch zu beeinflussen sind als Yang-Erkrankungen: Yin ist das Stabilere und Beständigere, Yang das Veränderliche, Flüchtige.

Weitere diagnostische Kriterien

Neben der Anwendung der diagnostischen Kriterien Fülle – Leere, Innen – Außen, Hitze – Kälte und Yin – Yang ist es oft entscheidend zu wissen, zu welchen **Tageszeiten** die Beschwerden auftreten. Beispielsweise beginnen bestimmte Kopfschmerzen meist nachts zwischen 1 und 3 Uhr. Da das Organ Leber nachts zwischen 1 und 3 Uhr seine energetische Maximalzeit hat, weist diese Zeitspanne auf Funktionsstörungen im Holzelement hin und somit auf die Organe Leber und Gallenblase. Das Asthma hingegen tritt vorzugsweise in den frühen Morgenstunden zwischen 3 und 5 Uhr auf, welches der Maximalzeit der Lunge entspricht.

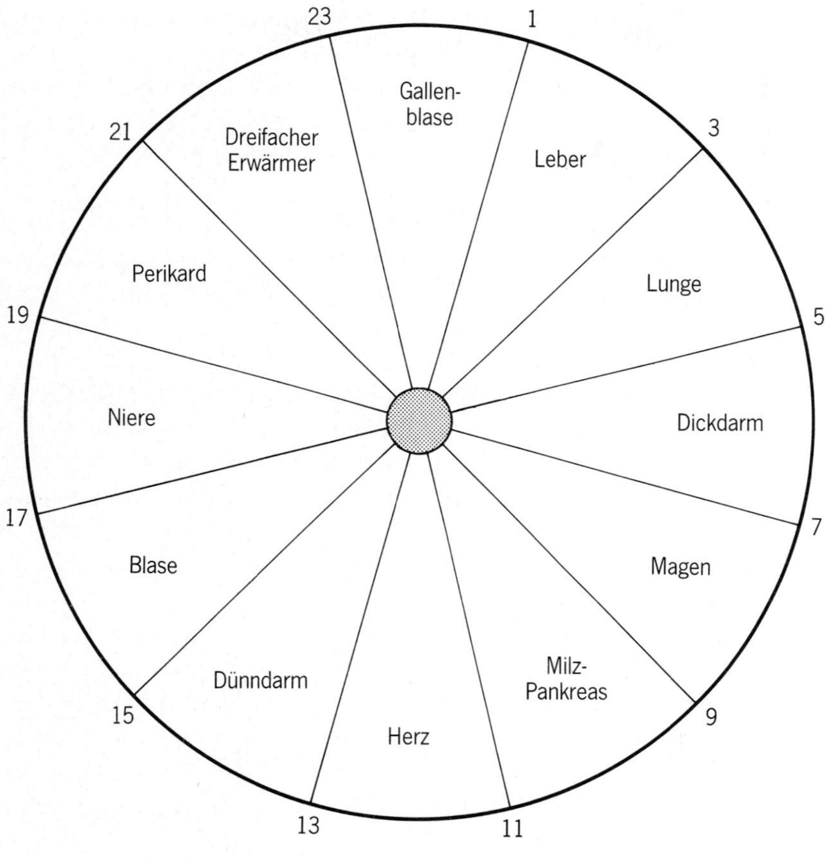

Abb. 12 Die Organuhr: angegeben sind die energetischen Maximalzeiten der Organe.

Verfeinert wird die Diagnostik schließlich noch durch eine genaue Überprüfung der charakteristischen Merkmale der 5 Elemente. Der Arzt versucht mit dem Patienten herauszufinden, zu welchen **Jahreszeiten** seine Beschwerden gehäuft auftreten, ob sie zum Beispiel durch Zugluft hervorgerufen werden (Wind gehört zum Holzelement) oder eher durch Kälte (Kälte weist auf das Wasserelement).

Welche **Hautfarbe** zeigt der Patient? Ist sie eher gelb-grün und weist auf eine Störung im Leber-Gallen-Bereich hin oder dunkel, fast schwarz wie bei Nierenstörungen, rot wie bei Störungen im Feuerelement oder weißblaß wie bei Erkrankungen im Metallelement, also bei Erkrankungen der Lunge?

Welche **Geschmacksrichtungen** bevorzugt der Patient? Bevorzugt er stark gewürzte Speisen, welches wieder auf das Metallelement hindeutet, ißt er lieber Süßes (Erdelement) oder Saures (Holzelement)?

Welche **Sinnesorgane** sind in Mitleidenschaft gezogen? Zeigt der Patient gerötete Augen, ein Hinweis auf ein Yang-Überfluß im Holzelement, oder leidet er an Schwerhörigkeit, ein Hinweis auf einen Qi-Mangel im Wasserelement? Ist seine Nase immer zu trocken – hier fehlt Yin im Metallelement – oder leidet er an immer wieder auftretenden Schleimhautentzündungen (Aphten) im Mund, einem Hitze- und Yang-Zustand im Erdelement?

Besonders wichtig ist auch das **Emotionsmuster** des Patienten. Nach Auffassung der chinesischen Ärzte besteht eine ausgesprochen enge Beziehung zwischen dem energetischen Zustand der Organe und den jeweils zugehörigen Empfindungen. Jede Schwächung und jeder Überfluß der Energie in einem oder mehreren Organen zeigt ein zugehöriges Emotionsmuster, und jedes vorherrschende Muster an Gefühlen eines Menschen fördert oder schädigt die betreffenden Organe. Ist der Patient eher grundlos traurig, ängstlich, sorgend oder vielleicht zornig-depressiv? Über Jahre hinweg vorherrschende, vielleicht durch die Umwelt aufgezwungene Empfindungen schädigen die Organe des zugehörigen Elementes. Jemand, der seinen Zorn nicht ausdrücken kann, schädigt die Leber und die Gallenblase. Jemand, der in Angst lebt oder in Angst seine Kindheit verbracht hat, dessen Qi der Niere ist geschwächt. Übertriebene fortdauernde freudige Erregung schädigt das Herz und den Dünndarm, die Organe des Feuerelementes. Und Sorge oder Kummer greifen die Organe des Erdelementes an: Milz und Pankreas.

Zungendiagnose

Zusätzlich zur klinischen Diagnose bedient sich der chinesische Arzt noch der Zungendiagnose. Aus Form, Farbe, Bewegung der Zunge sowie ihres Belages lassen sich Rückschlüsse auf das Qi, auf einen Überfluß oder Mangel seines Yin- oder Yang-Anteils, in den Organen und Meridianen ziehen.

- Zittert die Zunge oder ist sie eher steif?
- Ist sie flach oder eher angeschwollen dick?
- Ist sie blaß oder rot?
- Hat sie einen weißen oder gelben Belag?
- Ist dieser Belag dick oder dünn?

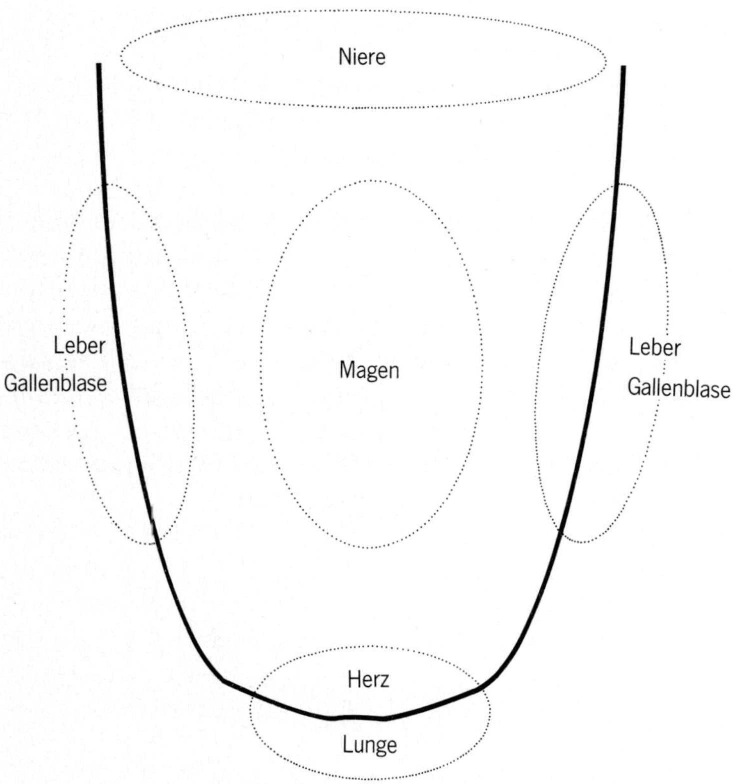

Abb. 13 Lokalisation der einzelnen Organe auf der Zungenoberfläche.

Pulsdiagnose

Dieses ist sicher das im Westen bekannteste chinesisch-diagnostische Verfahren, wahrscheinlich deshalb, weil es mystisch anmutet. Bei der Pulsdiagnose tastet man über dem Speichenpuls an jedem Handgelenk drei Stellen, also insgesamt 6 Pulstaststellen. Diese Taststellen entsprechen jeweils den 6 wichtigsten Organen. Man tastet – hier wie in der westlichen Medizin – Frequenz und Kräftigkeit des Pulses. Daneben werden aber auch noch viele andere Pulsqualitäten beachtet.

- Sitzt der Puls eher an der Oberfläche oder muß man, um ihn vielleicht gerade noch zu spüren, relativ fest die Fingerkuppen auflegen, sitzt er also in der Tiefe?
- Ist er eher leer, oder ist er voll – ähnlich wie ein unter hohem Druck stehender Wasserschlauch?
- Ist er gespannt wie eine Violinsaite oder eher schlaff?
- Ist er schlüpfrig wie eine geschliffene Steinkugel in einer Bambusschale, oder fühlt er sich rauh an?

Alle Pulsqualitäten geben Hinweise auf die ihnen zugeordneten Organe. Es bedarf großer Übung, aus dem Tasten des Pulses eine sichere Diagnose abzuleiten. Aus diesem Grund wird auch die Pulsdiagnose selbst in China meist nur bestätigend zur klinischen Diagnose und der Zungendiagnose hinzugezogen. Es gibt jedoch Meister der Pulsdiagnose. Sie können sich allein durch das sorgfältige Tasten des Pulses ein vollständiges Bild über den energetischen Zustand des Patienten machen und erhalten somit in wenigen Minuten eine fundierte Grundlage für die Akupunkturbehandlung.

Ergänzende therapeutische Maßnahmen

Moxibustion

Der Begriff »Moxibustion« bezeichnet das gezielte Erwärmen bestimmter Akupunkturpunkte. Hierzu verwendet man die getrockneten Blätter der Pflanze Beifuß (Artemisis vulgaris). Meist werden diese Blätter wie bei einer Zigarette aufgerollt, man entzündet das eine Ende und hält den glühenden Kegel in die Nähe der Haut, so daß sie sich erwärmt.

Bei der *direkten* Moxibustion werden gerollte Blattkügelchen (Moxa) der Artemisis vulgaris direkt auf die Haut gelegt und abgebrannt. Diese Methode ist außerordentlich schmerzhaft und hinterläßt Brandblasen. Sie hat für uns nur noch historische Bedeutung.

Abgemildert, jedoch in der Wirkung sehr effektiv ist die *indirekte* Moxibustion, bei der zwischen Haut und abbrennendem Blattkegel eine Ingwer- oder Knoblauchscheibe gelegt wird, die die direkte Wärmewirkung abschwächt. Sobald die Hautstelle zu stark erhitzt ist, verschiebt man den glühenden Blattkegel zusammen mit der Ingwerscheibe zur nächsten Hautstelle.

Eine weitere Form der Moxa-Anwendung besteht darin, daß man eine gestochene Akupunkturnadel am Griff erhitzt, so daß die Wärme über das Metall in die Tiefe eindringen kann. Dieser Technik bedient man sich z. B. bei der Behandlung des Überbeins.

Das Therapieverfahren der Moxibustion besteht so lange wie die Akupunktur selbst, und in der traditionellen chinesischen Medizin ist die Moxibustion untrennbar mit der Akupunktur verbunden. Dies zeigen schon die chinesischen Schriftzeichen für Akupunktur, die »stechen und brennen« bedeuten.

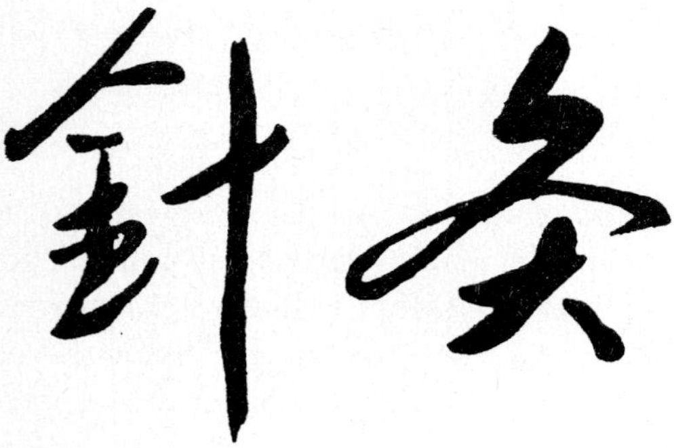

Abb. 14

Durch das Abbrennen der Beifußblätter wird die Haut des Körpers an bestimmten Stellen erhitzt, dem Körper wird also lokal Yang-Energie zugeführt. Hieraus leitet sich der therapeutische Einsatz der Moxibustion ab. Sie ist empfehlenswert bei Yang-Mangelzuständen sowie bei allgemeiner Schwächesymptomatik (XU-Symptomen), wie sie häufig bei chronischen Erkrankungen auftreten. Eine weitere Anwendung der Moxibustion ergibt sich daraus, daß die lokal zugeführte Yang-Energie die ihr polar entgegengesetzte Yin-Energie reduziert.

Nach traditionell chinesischen Vorstellungen findet sich besonders bei chronischen Gelenkerkrankungen mit wäßriger kalter Schwellung und Bewegungseinschränkung ein lokaler Stau der Yin-Energie. Somit eignen sich degenerative Gelenkerkrankungen ganz besonders zur Moxa-Therapie (wie z. B. die Kniegelenksarthrose).

Für die Moxibustion wählt man Punkte mit tonisierender Wirkung. Häufig kann man nach entsprechender Anleitung durch den Arzt zu Hause selbst die Moxibustion durchführen.

Achten Sie darauf, daß Sie nicht am späten Nachmittag oder abends behandeln, da dann durch die starke Yang-tonisierende Wirkung der Moxibustion erfahrungsgemäß Schlafstörungen auftreten.

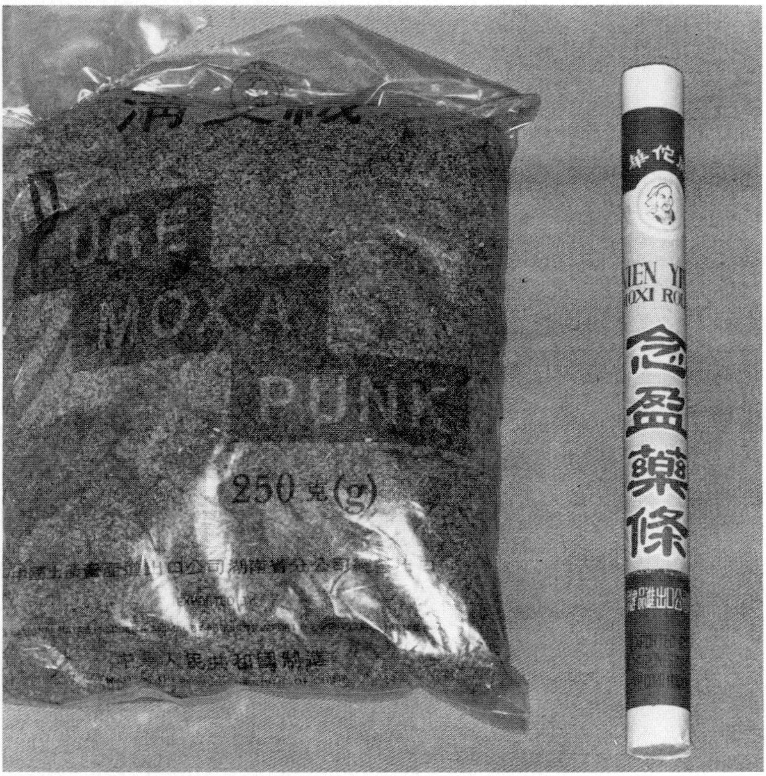

Abb. 15 a Moxazigarren und Moxakraut aus getrocknetem und pulverisiertem Beifuß.

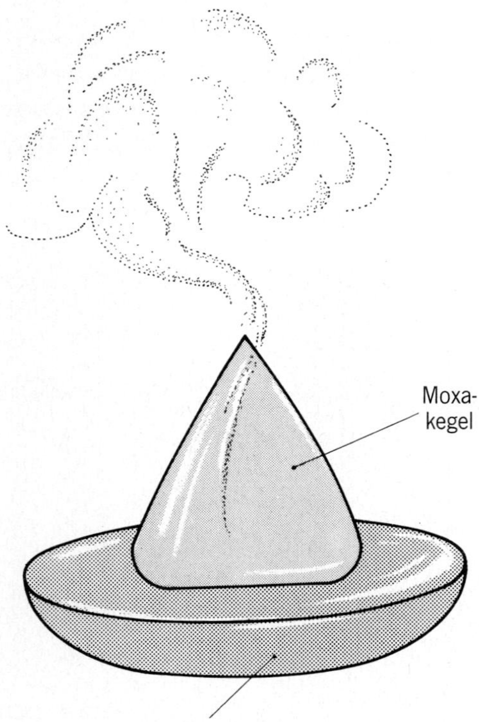

Abb. 15 b Indirekte Moxibustion, bei der eine Ingwerscheibe mit glühendem Beifuß auf die Haut gesetzt wird; die Ingwerscheibe isoliert die Haut vor der Wärme, so daß es zu einer Erwärmung, nicht aber zur Verbrennung der Haut kommt.

Anwendung

Bei folgenden Erkrankungen wird Moxibustion häufig angewandt:

- chronische Lungenerkrankungen (z. B. chronische Bronchitis, chronisches Asthma bronchiale)
- chronische Verdauungsstörungen
- chronische Darmerkrankungen (z. B. chronische Durchfälle, sog. nervöser Darm mit Wechsel zwischen Durchfällen und Verstopfungen)
- chronische Nieren- und Blasenerkrankungen

- Depressionen
- Antriebsarmut
- chronische Schmerzzustände des Bewegungsapparates
- degenerative Gelenkerkrankungen
- späte postoperative Rekonvaleszenzzeit
- allgemeine Erschöpfungszustände
- allgemeines Kältegefühl im Körper
- niedriger Blutdruck

Nicht angezeigt ist Moxibustion bei

- akuten Fieberzuständen
- während der Schwangerschaft
- Menstruation
- Infektionen und akuten Entzündungen
- allgemeiner Nervosität
- Schlafstörungen
- Bluthochdruck

Schröpfen

Auch die Schröpfbehandlung gehört zur Akupunktur. Meist werden Schröpfköpfe aus Glas erhitzt und dann an bestimmten Akupunkturpunkten auf die Haut aufgesetzt, so daß sich mit dem Abkühlen des Kopfes ein Vakuum bildet, welches einen Saugdruck auf die Haut ausübt. Unter Umständen wird vorher im Bereich des Akupunkturpunktes die Haut mit dem *Pflaumenblütenhämmerchen* oberflächlich perforiert, so daß nach Aufsetzen des Schröpfkopfes Blut herausgezogen werden kann. Blut als rote, warme, im Körper strömende Flüssigkeit wird als Yang-Flüssigkeit angesehen, im Gegensatz zum Körperwasser, welches als Yin bezeichnet wird. Da durch die blutige Schröpfkopfbehandlung dem Körper Yang entzogen wird, setzt man sie zur Reduzierung von Yang-Fülle-Zuständen ein.

Erkrankungen, bei denen zusätzlich zur Akupunktur auch die Schröpfkopfbehandlung angewandt wird, sind demnach vor allem *akute* Erkrankungen, wie zum Beispiel das akute Asthma bronchiale, die

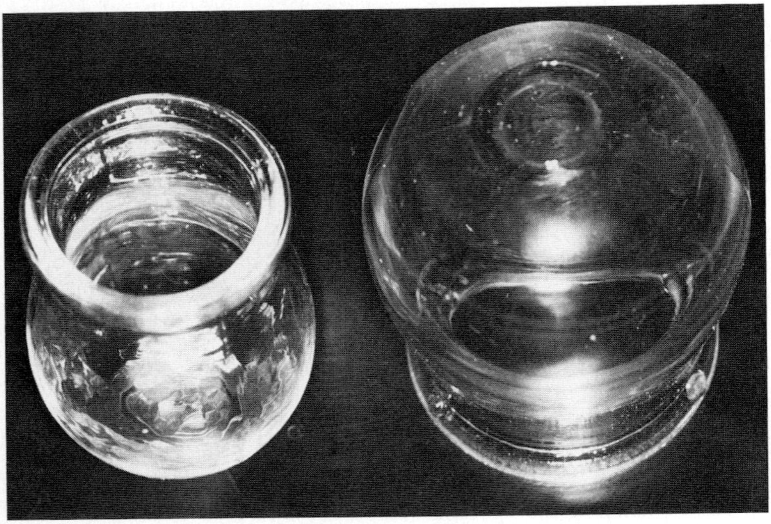

Abb. 16 Schröpfköpfe.

noch im Anfangsstadium sich befindende akute Bronchitis und viele muskulär bedingte akute Schmerzen des Bewegungsapparates.

Achtet man auf die allgemein notwendige Desinfektion bei der blutigen Schröpfkopfbehandlung, so entsteht keine Infektionsgefahr. Die bei der Schröpftherapie entstehenden oberflächlichen kleinen Blutergüsse sind harmlos und bilden sich im allgemeinen im Verlauf von einigen Tagen zurück.

Ohrakupunktur und ähnliche Verfahren

Die bedeutsamste Sonderform der Akupunktur ist die Ohrakupunktur, die in den 50er Jahren in China und Frankreich entwickelt wurde. Sie geht von dem Konzept aus, daß sich der gesamte Körper auf dem Kopf stehend in der Ohrmuschel abbildet, so daß Punkte des Ohres bestimmten Körperstellen und Organen entsprechen. Bei im Körper lokalisierten Erkrankungen zeigt sich dann eine besondere Druckempfindlichkeit im zugehörigen Ohrareal.

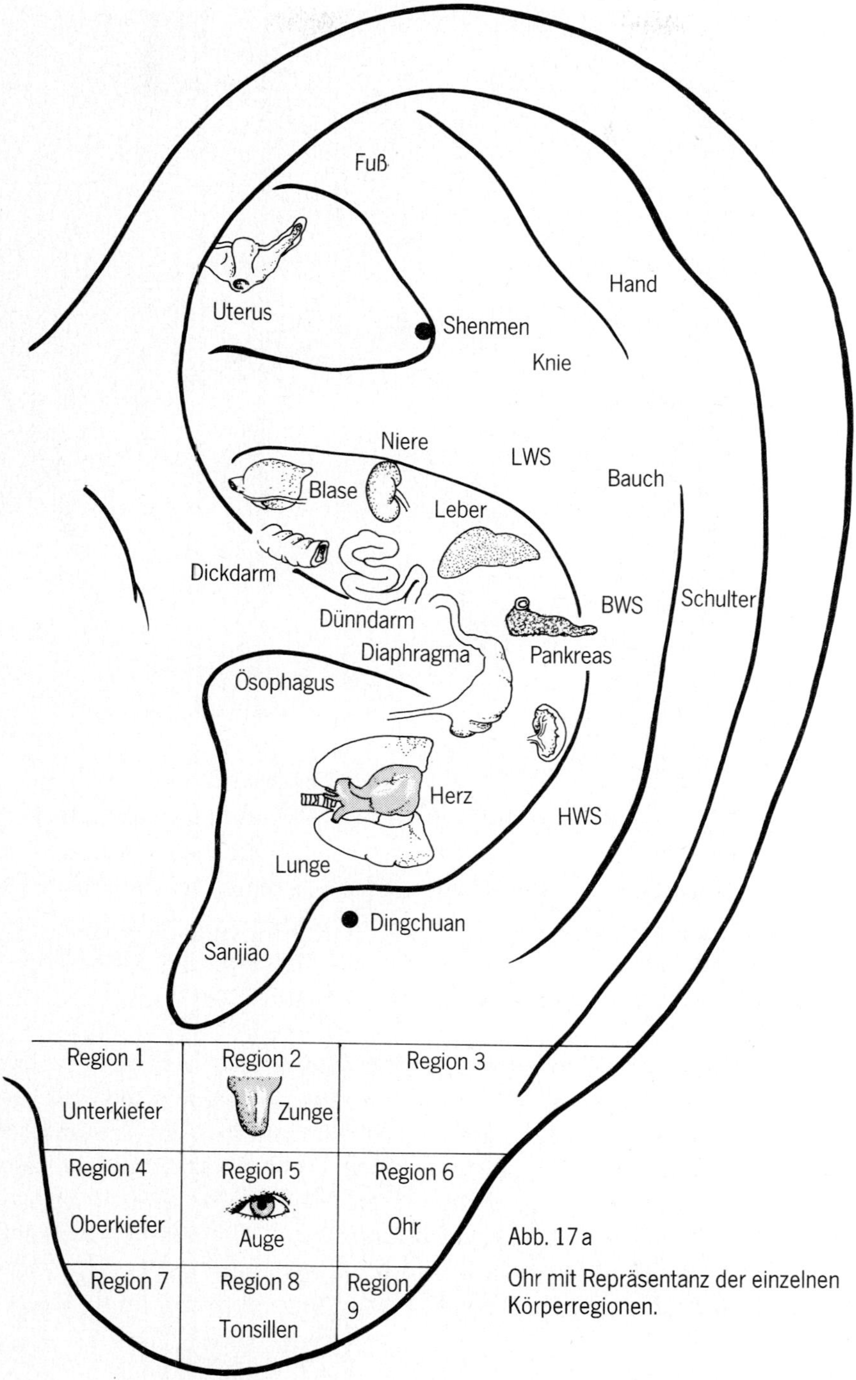

Abb. 17 a

Ohr mit Repräsentanz der einzelnen Körperregionen.

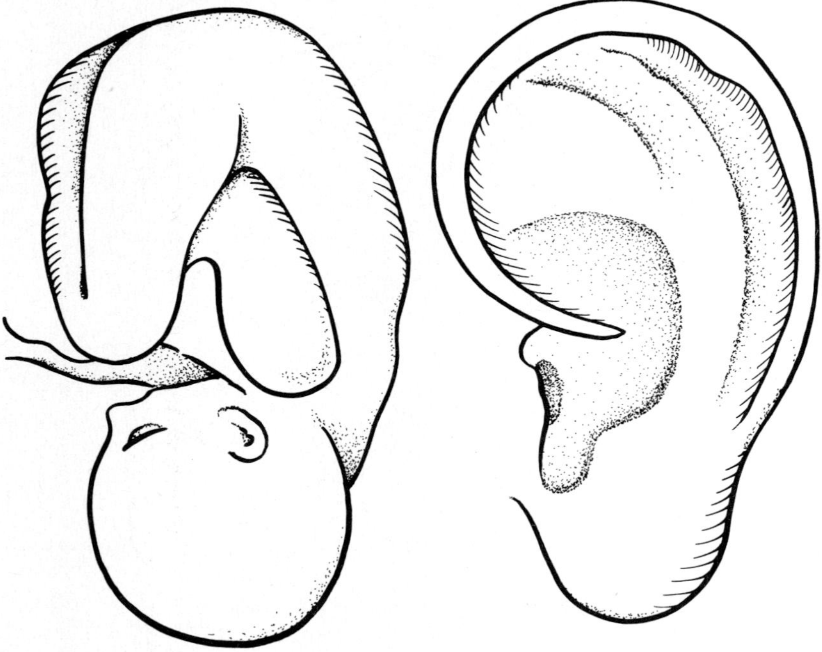

Abb. 17 b Ähnlichkeit von Embryo und Ohr.

Unterstützend kann die Ohrakupunktur bei nahezu allen Krankheitsbildern eingesetzt werden, wobei der entsprechende Organpunkt gestochen wird. Besonders eignet sie sich zur Therapie von psychischen Erkrankungen und Schmerzerkrankungen.

Neben der Ohrakupunktur existieren noch weitere Sonderformen der Akupunktur, die alle auf dem **Prinzip pars pro toto** basieren, d. h. auf dem Konzept, daß sich der Körper in einzelnen Teilbereichen vollständig darstellt. So gibt es noch die *Handakupunktur,* die besonders zur Behandlung von Schmerzzuständen im Wirbelsäulenbereich eingesetzt wird, und die *Schädelakupunktur,* die man zum Beispiel anwendet zur Behandlung von Lähmungserscheinungen nach einem Schlaganfall. Wirkungsvoll ist die Schädelakupunktur auch bei Ohr-

und Gleichgewichtserkrankungen. *Mund-* und *Nasenakupunktur* spielen eine untergeordnete Rolle.

Elektroakupunktur

Akupunkturnadeln lassen sich nicht nur manuell, sondern auch elektrisch stimulieren. Dieser Technik bedient man sich in der Elektroakupunktur, bei der man an die gestochenen Nadeln einen schwachen Strom mit einer bestimmten Frequenz – meistens zwischen 2 und 60 Hz – anschließt. Im Umfeld der Nadel spürt der Patient ein leichtes Kribbeln der Haut und leichte Zuckungen der Muskulatur. Die elektrische Reizung der Akupunkturnadel ist in der Wirkung allerdings

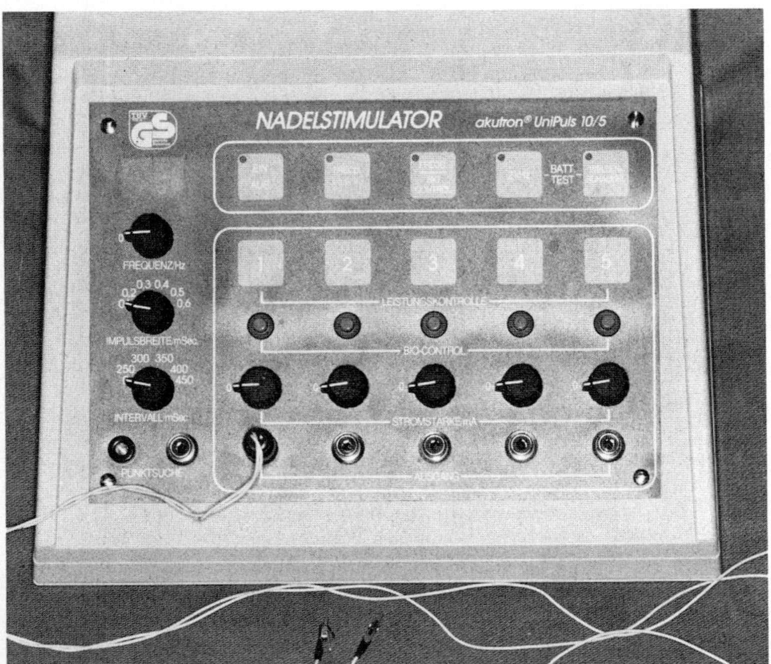

Abb. 18 Elektrisches Reizstromgerät, welches für die Elektroakupunktur eingesetzt wird. Stärke und Frequenz des Stromes lassen sich individuell einstellen.

mit der manuellen Nadelstimulation nicht gleichzusetzen. Die Elektroakupunktur wird vor allem zur Schmerzausschaltung bei Operationen benützt, weiterhin bei Behandlung von Hauterkrankungen und lokalen Nervenschmerzen, wie sie z. B. nach einer Gürtelrose auftreten.

Die Elektroakupunktur ist für den Patienten nicht schmerzhaft.

Lasertherapie

Bei der Lasertherapie, einer in den 70er Jahren entwickelten Zusatztherapie zur Akupunktur, bestrahlt man einen Akupunkturpunkt mit einem Laserlicht sehr schwacher Ausgangsleistung, einem *Soft-* oder *Middlepower-Laser*. Die geringe Intensität des Laserstrahls erwärmt die Haut nicht, und es besteht keinerlei Gefahr, daß Verbrennungen oder andere Verletzungen auftreten.

Die Behandlung ist vollkommen schmerzfrei und eignet sich aus diesem Grund besonders zur Akupunkturtherapie bei Kindern. Ein weiteres *Anwendungsgebiet* des Lasers besteht in der Therapie von Hauterkrankungen, insbesondere von schlecht heilenden Wunden. Hier wird die Wunde flächenhaft drei bis fünf Minuten lang bestrahlt, wobei die Behandlung täglich wiederholt werden sollte. Obwohl man bisher noch nicht weiß, über welche physiologischen Mechanismen das Laserlicht wirkt, konnte man in den letzten Jahren an Tierversuchen zeigen, daß auf diese Weise eine erhebliche quantitative und qualitative Förderung der Wundheilung zu erzielen ist. Die Wunden schließen sich schneller und heilen mit geringerer Narbenbildung ab. Zusätzlich wird die Lasertherapie noch bei Nervenschmerzen, wie z. B. der Trigeminusneuralgie, und bei bestimmten Gelenkerkrankungen eingesetzt.

Wie bei jeder Laserbehandlung innerhalb der Akupunktur müssen auch hier die Akupunkturpunkte stimuliert werden. Erst dadurch erzielt man erfahrungsgemäß die besten Erfolge.

Akupressur und Akupunktmassage

Unter *Akupressur* versteht man die manuelle Stimulation bestimmter Akupunkturpunkte durch Druck oder Massage. Diese Technik können Sie erlernen und selbständig anwenden, um so zwischen den einzelnen Akupunktursitzungen die Wirkung der Akupunktur noch zu erhöhen.

Häufig gelingt es auch, Schmerzzustände, wie z. B. Kopf- oder Zahnschmerzen, durch Akupressur zu lindern. Weiterhin setzt man die Akupressur statt der schmerzhafteren Akupunktur bei Kleinkindern ein. Sie sind wesentlich reizempfindlicher, so daß auch die Akupressur bei ihnen eine große Wirkung ausüben kann.

Im allgemeinen jedoch ist die Akupressur in der Wirksamkeit der Akupunktur deutlich unterlegen. Sie sollte nur in den oben genannten Fällen als Zusatztherapie angewandt werden.

Im Gegensatz zur Akupressur, bei der bestimmte Akupunkturpunkte manuell stimuliert werden, versucht man mit der *Akupunktmassage* den Energieverlauf im gesamten Meridian zu beeinflussen. Vor allem Krankengymnasten wenden die Akupunktmassage an. Sie wird eingesetzt bei Kindern, bei Schmerzzuständen und vor allem zur Narbenentstörung, wenn Narben quer durch einen Meridianverlauf ziehen und so den Energiefluß blockieren.

Chinesische Ernährungstherapie*

Neben der Akupunktur gehört das Wissen über die Wirkung der einzelnen Nahrungsmittel und deren gezielte therapeutische Anwendung zu den grundlegenden Bestandteilen der traditionellen chinesischen Medizin. Auch im Westen wird neuerdings die Ernährung in bezug auf Gesundheit und Krankheit, speziell was die sogenannten Zivilisationskrankheiten angeht, vermehrt beachtet. Der Zusammen-

* Beitrag von Stefan Kirchhoff

hang zwischen Nahrung und Gesundheitszustand wird offensichtlich, wenn man sich klarmacht, daß in unseren Nahrungsmitteln lebenswichtige Stoffe wie Aminosäuren, Lipide, Kohlehydrate und Vitamine enthalten sind, die das Material für den Aufbau unseres Körpers und die Energie für das reibungslose Ablaufen seiner komplexen Funktionen liefern. Deshalb entstehen Mangelerscheinungen und Krankheit wenn wir über einen längeren Zeitraum qualitativ minderwertige Nahrung zuführen. Ebensogut kann sich aber auch ein Zuviel an bestimmten Substanzen negativ auf unseren Körper auswirken. So wissen wir, daß ein Übermaß an Salz für einen erhöhten Blutdruck mitverantwortlich sein kann.

Die Klassifizierung der Nahrung

Die chinesischen Ärzte benutzten ein anderes System zur Klassifizierung von Kräutern und Nahrung als das im Westen übliche. Von der Akupunktur her weiß man, daß das Qi in den Meridianen durch den Körper fließt, alle inneren und äußeren Strukturen versorgt und durch das Einstechen von Nadeln an bestimmten Punkten beeinflußt werden kann. Aus Sicht eines chinesischen Arztes kann dieses Qi auch durch die Nahrung gezielt aufgebaut und in Bewegung gebracht werden: Nicht nur im menschlichen Körper, sondern auch in Früchten, Gemüse und Fleisch ist Qi enthalten. Es existieren 1500 Jahre alte schriftliche Überlieferungen aus China, in denen die therapeutische Wirkung von über 150 Nahrungsmitteln exakt beschrieben ist.

Heute werden mit Unterstützung der Weltgesundheitsorganisation (WHO) an der Universität von Hong Kong Kräuter und Nahrungsmittel aufgrund dieser alten Beschreibungen klinisch mit wissenschaftlichen Methoden untersucht. Bei über hundert Kräutern konnte man die Behauptungen der alten Chinesen bestätigen.

Die traditionelle Unterteilung der Nahrung erfolgt nach folgenden Gesichtspunkten:

1. **Yin oder Yang:** Das Nahrungsmittel besitzt eine abkühlende, erfrischende oder beruhigende Wirkung (Yin) oder es wirkt erwärmend bzw. anregend (Yang).

2. **Geschmack:** Eine Mahlzeit kann süß, salzig, scharf, bitter oder sauer schmecken.
3. **Meridianwirkung:** Bestimmte Nahrungsmittel wirken z. B. speziell auf den Lungen- und Herzmeridian (Zimt), andere beeinflussen z. B. den Milz- und Magenmeridian (Rindfleisch).
4. **Richtung:** Zu entscheiden ist, ob das Qi durch das betreffende Mittel nach oben, nach unten, außen oder innen befördert werden soll.
   (Bei Durchfall ist es z. B. häufig so, daß die Energie zu stark nach unten absinkt. Also muß das Qi nach oben gebracht werden, um diesen Vorgang zu bremsen. Umgekehrt verhält es sich oft bei Übelkeit mit Erbrechen oder Sodbrennen. Hier liegen unnormale aufsteigende Bewegungen vor, die durch Kräuter mit absteigender Energie wieder normalisiert werden können.

Die therapeutische Wirkung von Nahrungsmitteln

Aus dieser Auflistung geht hervor, daß ein Spezialist der chinesischen Ernährungstherapie in der Lage ist, je nach Krankheitsbild die Speisen direkt auf dieses abzustimmen. Aber auch als Laie können Sie mit Kenntnis einiger wichtiger Richtlinien, wie sie nachfolgend angesprochen werden, die Akupunkturbehandlung aktiv unterstützen und somit zu einer umfassenderen Heilung beitragen. Zudem werden Sie Ihre Mitverantwortlichkeit für Ihren Gesundheitszustand erkennen und verstehen, wie wichtig es ist, nicht nur im Krankheitsfall, sondern auch im täglichen Leben eine ausgeglichene Zusammenstellung der Mahlzeiten anzustreben.

Allerdings sind allgemeine Vorurteile gegenüber einer gesunden Ernährungsweise noch sehr verbreitet. Es herrscht die Vorstellung, daß gesundes Essen ausschließlich aus Frischkornmüsli und Rohkost bestehen darf. Aus Sicht der chinesischen Ernährungslehre ist dies aber keinesfalls so. Für einen chinesischen Arzt wäre es unverantwortlich, spezielle Diätpläne zu erstellen und sie als allgemein gesund zu propagieren, wie das häufig hier im Westen mit sogenannten Modediäten wie Zitrusdiäten, Saftkuren und Eiweißdiäten geschieht. Was für den einen gesund ist, braucht einem anderen noch lange nicht zuträglich zu sein. Einem Patienten mit Symptomen wie Bluthochdruck, Hitzegefühlen, Überaktivität und Nachtschweiß würde man eine zeitweilige Änderung der Ernährung zugunsten von Salaten, Joghurt und Säften empfehlen. Leidet man jedoch unter gegensätzlichen Beschwerden, wie ständigem Frieren, allgemeiner Antriebslosigkeit etc., würde man ihm von dieser Kost eher abraten.

Der chinesischen Ernährungslehre zufolge kann man die Mehrzahl der im Westen bekannten Nahrungsmittel gezielt bei der Therapie mit einsetzen. So behandeln die Chinesen häufig auch mit Fleischgerichten und in manchen Fällen sogar mit Alkohol.

Nach chinesischer Auffassung stärkt ein Gericht, das als Vorspeise einen Tomaten-Birnen-Salat enthält, gefolgt von einer Ente im Römertopf mit saurer Sahne, einen bestimmten Aspekt der Leberenergie, Lammfleisch mit Knoblauch und Röstkastanien dienen der Stärkung von Milz und Magen. Man kann eine Ernährungsbehandlung also durchaus sehr schmackhaft gestalten.

In der chinesischen Medizin ist die Ernährung des Patienten von seiner *individuellen* Konstitution und seinem *aktuellen* Gesundheitszustand abhängig.

Ernährung nach Yin und Yang

In der chinesischen Medizin teilt man alle Nahrungsmittel gemäß ihrem energetischen Temperaturverhalten in zwei große Gruppen ein:

- Yang-Nahrung mit »warmer« oder »heißer« Energie.
- Yin-Nahrung mit energetisch »kühler« oder »kalter« Energie.

Die Begriffe »warm« und »kalt« sind hier nicht so zu verstehen, daß ein heiß genossener Tee auch warme Energie im chinesischen Sinne besitzt. Ebenso braucht ein kühler Salat mit viel Knoblauch und rohen Zwiebeln nicht erfrischend zu wirken. Die genannten Kategorien richten sich also nicht allein nach der Temperatur der verzehrten Speise, sondern vielmehr nach ihrer Auswirkung auf unseren Organismus. Nach chinesischer Auffassung stärkt Yang-Nahrung das Yang des Körpers, Yin-Nahrung das Yin. Yang-Nahrung baut unsere Energie auf, wirkt wärmend und aktivierend. Speisen mit Yin-Charakter hingegen erfrischen, kühlen ab und beruhigen. Außerdem nähren sie die Substanz unseres Körpers, wie z. B. die Körperflüssigkeiten (Speichel, Tränenflüssigkeit, Blut, oder stärken die Knochen.

Welches Nahrungsmittel gehört in welche Gruppe? Eine detaillierte Auflistung würde den Rahmen dieses Kapitels sprengen. Dennoch läßt sich eine grobe **Aufteilung** vornehmen:

- Zur *Yang-Nahrung* gehören u. a. die meisten Fleischsorten (Rind, Lamm, Huhn, Wild etc.), Salz, scharfe Gewürze wie Knoblauch, Pfeffer, Chili, Ingwer und auch der Kaffee mit seiner anregenden Wirkung.
- Zur *Yin-Nahrung* gehören die meisten Formen von Salaten und Rohkost, die Mehrzahl der Obstsorten, Milchprodukte, Süßspeisen, Sojabohnen sowie viele Gemüse wie z. B. Tomaten, Auberginen und Pilze.

Einige wenige Nahrungsmittel werden von den Chinesen angegeben, die einen harmonisierenden Einfluß haben. Dazu gehört vor allem das Getreide, das deshalb zu jeder Mahlzeit gehören sollte. Auch Brot und Nudeln sind Getreideprodukte. Selbstverständlich kann nur vollwertiges Getreide, welches noch alle Wirkstoffe enthält, die Wirkung entfalten, wie die Chinesen sie beschreiben.

Gesundheit bedeutet in der chinesischen Medizin die **Harmonie der beiden Energien Yin und Yang** in unserem Körper. Also muß auch die Ernährung ausgeglichen zwischen diesen beiden Polaritäten stehen. Nach chinesischer Vorstellung führt eine Ernährung, bei der die eine oder andere Polarität stark überwiegt, nach einiger Zeit zum Auftreten von Krankheit oder zur Verschlimmerung schon bestehender Leiden. Genauso gesundheitsschädlich wirkt sich eine Ernährung aus, die zwischen den beiden Extremen hin- und herschwankt und den Körper ständig von einem Yang- in einen Yin-Zustand versetzt und umgekehrt. Wenn man z. B. eine üppige fleischhaltige Mahlzeit (Yang) genossen hat, die zudem noch reichlich gesalzen (Yang) war, verspürt man kurze Zeit darauf ein starkes Verlangen auf süße Erfrischungsgetränke (Yin) oder Süßspeisen, wie Pudding oder Eiscreme (Yin). Obwohl man eigentlich schon gesättigt ist, signalisiert der Körper durch sein Verlangen, daß er durch die Mahlzeit zuvor in einen Yang-Zustand versetzt worden ist. Yang zieht Yin an und umgekehrt. Also versucht man, seinen Überschuß an Yang-Energie durch erfrischende Speisen zu kompensieren. Nach den Kriterien der chinesischen Medizin stärken die oben angeführten Yin-Speisen, in den üblichen Mengen genossen, so stark das Yin, daß es das Yang überwiegt. Wiederum hat man den ausgeglichenen Zustand zwischen Yin und Yang nicht erreicht. Die chinesische Ernährungslehre empfiehlt deshalb, die Speisen möglichst ausgewogen aufzunehmen und sehr zurückhaltend mit extremen oder einseitigen Ernährungsformen umzugehen.

Der chinesisch therapierende Arzt zieht bei seiner Behandlung auch das **Klima** in Betracht, dem der Patient ausgesetzt ist. Kaltes und feuchtes Wetter, wie man es im Winter hat, stellt einen Yin-Einfluß dar. Um den Patienten vor einer Anfälligkeit für Erkältungskrankheiten oder anderen Kältesymptomen zu bewahren, empfiehlt die chinesische Medizin in dieser Zeit Nahrungsmittel mit warmer Energie, also Yang-Nahrung. Tropische Früchte (Yin) mit ihrer erfrischenden, kühlenden Wirkung sollten nach dieser Vorstellung bei kaltem Wetter gemieden werden. Der Körper würde von außen und von innen abgekühlt, was einer Schwächung der Gesundheit und der Abwehrkraft gleichkommt.

Bei den bisher angeführten Beispielen handelt es sich um allgemeine Richtlinien der chinesischen Ernährungstherapie. Diese gilt es bei einer gezielten Therapie in Einklang zu bringen mit den speziellen Anforderungen der Krankheit des einzelnen Patienten. Dazu wird eine ausführliche chinesische Diagnostik benötigt, wie sie auch für jede Akupunkturbehandlung notwendig ist. Anhand der einzelnen Symptome entscheidet man dann, ob es sich in dem vorliegenden Fall um eine Hitze- oder eine Kältesymptomatik handelt.

Praktisches Beispiel: Hitzezustand

Ein Patient macht einen nervösen, überlasteten Eindruck. Er leidet unter stechendem Kopfschmerz, Hitzewellen und nächtlichen Schweißausbrüchen. Sein Puls ist schnell, die Zunge außergewöhnlich rot. Aktivität, Hitze, Rot (die Farbe des Feuers) und Schnelligkeit sind Attribute, die man mit Yang in Verbindung bringt. Es handelt sich hier somit um einen Hitzezustand. Der chinesische Arzt rät seinem Patienten, Yang-Nahrung wie scharfe Gewürze, Fleisch und Salz zu reduzieren und Kaffee zu meiden. Stattdessen empfiehlt er Salate, Obst, Joghurt und Gemüse. Zusätzlich verordnet er eventuell ein spezielles teeartiges Getränk, welches besondere Kräuter enthält, in diesem Fall auch schwarze Sojabohnen und schwarzen Sesam. Letzterer wird als hilfreich gegen Hitzewellen beschrieben.

Ernährung und das Prinzip der 5 Elemente

Mit der Kenntnis des energetischen Temperaturverhaltens ist man in der Lage, allgemeine krankhafte Tendenzen des Körpers zu beeinflussen. Eine differenzierte Behandlung einzelner Organkomplexe ist hiermit noch nicht möglich. Hierzu bedient sich die chinesische Medizin u. a. der fünf Geschmacksrichtungen *sauer, bitter, süß, scharf* und *salzig.*

Wie schon in vorgehenden Kapiteln erwähnt, kann man auch die einzelnen Geschmacksrichtungen den fünf Wandlungsphasen (5 Elemente) *Holz, Feuer, Erde, Metall* und *Wasser* zuordnen *(vgl. Abb. 19, S. 60).*

Nach dem alten chinesischen Grundlagenwerk über chinesische Medizin *Huang Di Nei Jing,* können geringe Mengen von Nahrungsmitteln mit einem bestimmten Geschmack das jeweilige Organ stärken, das der gleichen Wandlungsphase zugeordnet ist wie der betreffende Geschmack. Ein Übermaß an Speisen mit demselben Geschmack wirkt sich hingegen schädigend auf die Energie des ihm zugehörigen Organs aus. Zuviel Salz schadet beispielsweise den Nieren, während es in Maßen aufgenommen die Nierenenergie stärkt. Nach

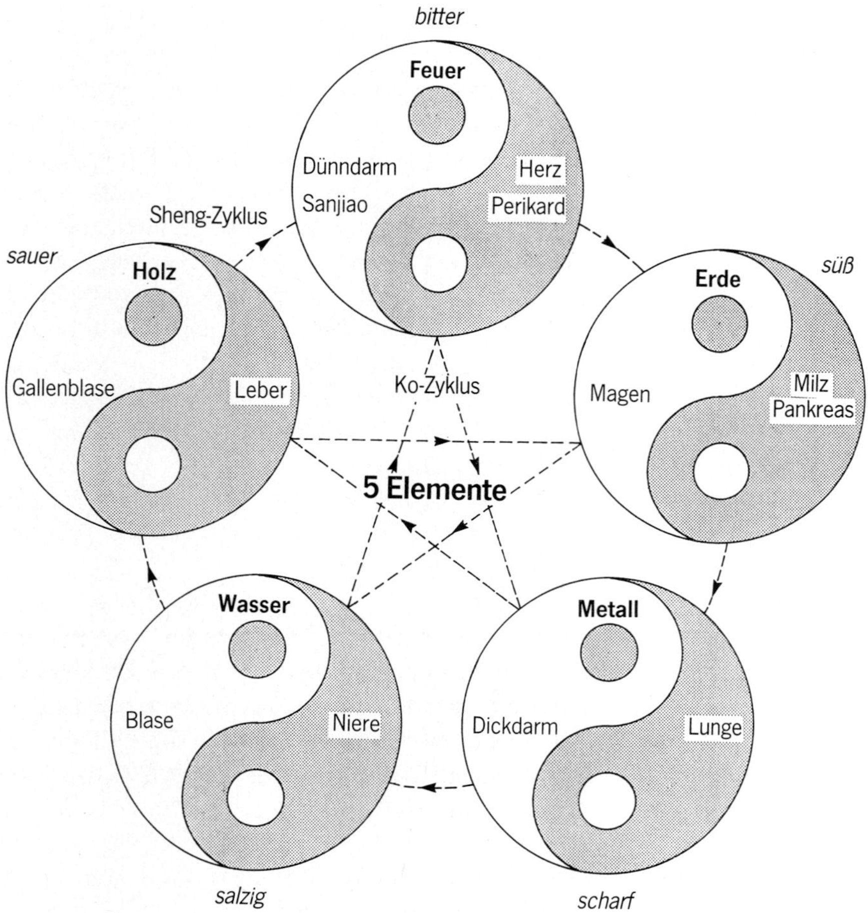

Abb. 19 Die 5 Elemente und die Geschmacksrichtungen.

chinesischer Vorstellung stehen die Knochen in enger Beziehung zu den Nieren. Deshalb findet man die Behauptung, daß zuviel Salz den Knochen schade und speziell Probleme mit der Lendenwirbelsäule hervorrufen könne.

Die Auswirkung eines überhöhten Salzkonsums hört hier aber nicht auf, denn das System der fünf Wandlungsphasen besagt, daß keines dieser Elemente für sich allein und isoliert von den anderen wirkt: Es gibt ständige **Wechselbeziehungen** zwischen den einzelnen Wandlungsphasen. Über den *Sheng-Zyklus,* auch »Mutter-Sohn-Gesetz« genannt, versorgt z. B. das Wasserelement das Holzelement mit Energie. Die Nieren (Wasser) stärken die Leber (Holz). Da der salzige Geschmack dem Wasserelement zugeordnet wird, hat auch dieser einen der Leber Energie zuführenden Effekt. Das bedeutet, daß bei einem ausgeprägten Salzkonsum die Leber zu stark mit Energie aus dem Wasserelement versorgt wird. Sie kommt in einen Füllezustand. Da Salz eine Yang-Energie besitzt, handelt es sich hierbei um einen Füllezustand mit Hitzesymptomatik in der Leber. Bei diesem Energieungleichgewicht können folgende Symptome auftreten: Da die Leber den Tonus der Muskulatur kontrolliert, kann es zu verspannter Muskulatur kommen, besonders im Bereich der Schulter und des Nackens. Die Augen können gerötet sein, und migräneartige Kopfschmerzen sind möglich. Die zur Leber gehörende Emotion ist die Wut. Deshalb sagen die Chinesen, daß Salz eine Ursache sein kann für einen reizbaren, leicht zornig werdenden Charakter.

Neben dem Sheng-Zyklus gibt es auch noch den hemmenden Einfluß des *Ko-Zyklus.* Hierbei löscht das Wasser, wenn es zu mächtig wird, das Feuer. Krankheiten der Nieren können demnach auf das Herz übergreifen. So kann auch Salz die Energie des Herzens auslöschen. Bei bestimmten Störungen von Herz und Kreislauf empfiehlt auch der westliche Arzt seinen Patienten, den Kochsalzkonsum einzuschränken. Die chinesische Darstellung der Auswirkungen des salzigen Geschmacks gewinnt in der westlichen Praxis an Bedeutung, wenn man sieht, wieviel Mengen Salz in allen nur denkbaren Nahrungsmitteln heutzutage verarbeitet werden. Weit mehr, als der menschliche Körper benötigt, wird ihm täglich zugeführt. Nicht nur Fleisch enthält viel Salz, sondern auch Mineralwasser, Käse und sogar normale Brötchen.

> Für die direkte Ernährungstherapie ist es grundlegend, sich einen Überblick über die Ernährungsgewohnheiten des Patienten zu verschaffen. Auch der Akupunkteur sollte sich ein Bild darüber machen, da es ihm bei der Diagnose weiterhilft und ihm die Ursachen für das Entstehen einzelner Symptome eventuell erklärt. Damit kann der wichtige Schritt von einer symptomatischen zu einer ursächlichen Behandlung erfolgen.

In der chinesischen Ernährungstherapie verwendet man die fünf Geschmacksrichtungen auch, um gezielt **medizinisch wirksame Rezepte und Gerichte** zusammenzustellen. Wenn ein Patient nach chinesischen Gesichtspunkten einen Mangel an warmer Energie in der Milz aufweist, leidet er an Kältesymptomen, wie z. B. breiigem Stuhlgang mit unverdauten Nahrungsstücken, kalten Gliedmaßen und Ödemen. Es liegt ein Mangel an Energie im Erdelement vor. Der chinesische Arzt versucht, über das Feuerelement das Qi des Erdelementes zu stärken. Denn Feuer führt über den Sheng-Zyklus dem Erdelement Qi zu. Also wird er Nahrungsmittel auswählen, die einen bitteren Geschmack haben oder anderweitig dem Feuerelement zugeordnet werden. Das allein reicht jedoch noch nicht aus, denn es herrscht zusätzlich ein Mangel an warmer (Yang-)Energie. Nach der chinesischen Theorie wird die Wahl also auf Yang-Nahrung aus dem Feuerelement fallen. Hierbei könnte es sich um Lammfleisch, Buchweizen oder auch roten Ginseng handeln. Da innerhalb der fünf Wandlungsphasen jeder Geschmack sein eigenes Element beeinflußt, kann man bei Störungen der Milz auch Nahrung aus dem Erdelement verwenden. Therapeutisch werden bei dem Beispiel der Yang-Schwäche der Milz Nahrungsmittel gemieden, die die Milzenergie weiter abkühlen. Dazu gehören Süßspeisen wie Pudding, Eiscreme, Schokolade. Stattdessen sind Möhren, geröstete Hirse und Rinderbrühe hilfreich, da sie warme Energie besitzen.

Zuviel süßer Geschmack schadet nicht nur der Milz. In der chinesischen Literatur findet man Hinweise darauf, daß hierdurch auch die Lunge belastet und die Nierenenergie geschwächt wird. Aus Sicht der chinesischen Medizin ist die Ursache für die weitverbreitete Anfälligkeit für Erkältungen mit starker Verschleimung der Atemwege bei Kindern auf deren Überfütterung mit Yin-Nahrung aus dem Erdelement, wie Süßigkeiten, Milch und Bananen, zu suchen. Das *Huang Di Nei Jing* beschreibt die Wirkung des süßen Geschmacks als befeuchtend. Zuviel an süßem Geschmack (Erde) führt über den Sheng-Zyklus zuviel Feuchtigkeit an das nachfolgende Metallelement. So kommt es dann zur vermehrten Schleimansammlung in Nase und Bronchien, die in der chinesischen Medizin der Lunge zugehören.

Die nebenstehende Tabelle zeigt abschließend einige Nahrungsmittel, klassifiziert nach den Kriterien von Yin und Yang und den fünf Wandlungsphasen.

Tab. **6** Klassifizierung von Nahrungsmitteln nach den 5 Elementen, Yin und Yang

	Yin	Yang	Getreide (neutral)
Holz	Tomate Apfel Birne Yoghurt Ente	Geflügel Aprikosen Pflaumen	Weizen Dinkel
Feuer	Artischocken Rote Beete Rotwein	Lamm Anis Salbei Kaffee	Roggen Buchweizen
Erde	Bananen Milch Himbeeren	Möhren Rosinen Rind Vanille	Hirse Mais
Metall	Chinakohl Weißkohl Wirsing Pfefferminz	Wild Fasan Kastanien Ingwer Knoblauch Pfeffer	Reis
Wasser	schwarzer Sesam schwarze Sojabohnen Champignons Austern Wasser	schwarzer Rettich Lachs Garnelen	

Dieser kurze Einblick in die chinesische Ernährungstherapie läßt erkennen, wie intensiv die Chinesen die Auswirkungen der Nahrung beobachtet und beschrieben haben. Freilich kann dieses Kapitel nur einen kurzen Abriß dieses komplexen Systems darstellen.

Deshalb empfiehlt es sich für den Akupunkturpatienten, den Arzt zu fragen, wie mit einer gezielten Ernährung die laufende Behandlung unterstützt werden kann und wie er sich nach abgeschlossener Therapie in Zukunft ernähren soll, um keinen Rückfall zu erleiden.

Nachstehend werden noch einige Nahrungsmittel in ihrer Wirkung aus chinesischer Sicht näher beschrieben, so auch der Ginseng, das im Westen bekannteste asiatische Heilmittel. Allerdings ist er trotz seiner starken Wirkung nicht das Allheilmittel, als das er oft dargestellt wird. Innerhalb der chinesischen Medizin besitzt er ganz bestimmte therapeutische Anwendungsbereiche und unter Umständen sogar auch Nebenwirkungen.

Tab. **7** Wirkung von Nahrungsmitteln aus chinesischer Sicht

Nahrungsmittel	Energie	Geschmack	Meridianwirkung	allgemeine Wirkung
Birne	kühl	süß/sauer	Herz, Lunge, Magen	beruhigt wirkt durststillend gegen Yang-Husten entgiftet gegen Halsschmerzen und Stimmverlust erfrischt die Leber
Lammfleisch	warm		Magen, Milz, Nieren	baut Qi und Blut auf stärkt den Körper gegen Kreuzschmerzen
Zimt	warm	pikant, süß	Herz, Lunge, Blase	schweißtreibend läßt Blut und Qi zirkulieren gegen Wind/Kälte-Krankheiten gegen verspätete Perioden gegen Schmerzen in Arm und Schulter
Nicht verabreichen bei Hitze-Symptomatik!				
Ginseng	warm	süß, leicht, bitter	Milz, Lunge, Nieren	stärkt das Blut gegen Vergeßlichkeit gegen Qi-Mangel gegen Durchfall, Übelkeit gegen weißen Ausfluß
Nicht bei Erkältungskrankheiten einnehmen!				

Spezieller Teil: Krankheitsbilder

Augenerkrankungen

Chronische Bindehautentzündung (Konjunktivitis) ***

Bei der chronischen Bindehautentzündung handelt es sich um die häufigste Augenkrankheit überhaupt. *Krankheitsauslösende Faktoren* sind z. B. Hitze, Kälte, Zugluft, grelles Licht, aber auch übermäßig langes und angestrengtes Arbeiten, beispielsweise an einem Bildschirm. Zusätzlich gibt es eine allergische und eine hochansteckende infektiöse Bindehautentzündung. Meist läßt sich jedoch die Ursache der Bindehautentzündung, die über Jahre bestehen kann, nicht sicher herausfinden, und die im allgemeinen schwierige und wenig dankbare Therapie bleibt symptomatisch.

Die nicht infektiöse Bindehautentzündung (Konjunktivitis simplex) spricht sehr gut auf Akupunkturbehandlung an. Ein Therapieversuch mit Akupunktur ist unbedingt dann empfehlenswert, wenn mit konventionellen Therapiemethoden keine oder nur kurzfristige Besserungen zu erzielen sind. Mit einer konsequent durchgeführten Akupunkturbehandlung läßt sich das Krankheitsbild dauerhaft bessern und auch beseitigen.

In der chinesischen Medizin werden Augenerkrankungen dem Funktionskreis Leber und Gallenblase zugeordnet – man denke hier an

Die Sternchen zeigen die Wirksamkeit der Akupunktur bei den einzelnen Krankheitsbildern. Die Einschätzung richtet sich nach den Erfahrungen des Autors und den allgemeinen Angaben in der Literatur.

*** = besonders gut wirksam
** = gute Wirksamkeit
* = mäßige Wirksamkeit

die Gelbfärbung der Augen zum Beispiel bei einer Gallenblasen- oder Leberentzündung. Aus diesem Grund werden zur Behandlung aller Augenerkrankungen Fernpunkte des Leber- und Gallenblasenmeridians gestochen. Hinzu kommen Nah- und Lokalpunkte am Auge.

Als Behandlungsdauer müssen **zwischen vier und 15 Sitzungen** veranschlagt werden.

Grüner Star (Glaukom) **

Beim Glaukom handelt es sich um eine Erhöhung des Augeninnendruckes, deren Ursache meist in verminderten Abflußmöglichkeiten des Kammerwassers liegt. Zeichen einer Glaukomerkrankung sind Schmerzen im Bereich des Auges, besonders hinter dem Auge, sowie im späteren Stadium auch einseitige Gesichtsfeldausfälle. Häufig verläuft die Erkrankung schleichend und wird erst spät diagnostiziert, so daß dann schon eine Schädigung des Sehnerven besteht, die sogar zur Erblindung führen kann.

Jede Akupunkturbehandlung eines Glaukoms sollte

- von einem sehr erfahrenen Akupunkturarzt vorgenommen werden und
- in Zusammenarbeit mit einem Augenarzt erfolgen, da die Gefahr der langsamen Erblindung groß ist.

Halten sich Arzt und Patient an diese Richtlinien, sind die Therapieerfolge mit Akupunktur gut: Schon nach wenigen Behandlungen senkt sich der Augeninnendruck erheblich. Auch Patienten mit bis dahin therapieresistentem Glaukom spüren eine deutliche Besserung, und so stellt die Akupunktur bei einem einfachen Glaukom (Glaukoma simplex) eine außerordentlich hilfreiche Therapieform dar, die zusätzlich zu anderen medikamentösen und sogar u. U. operativen Maßnahmen angewandt werden sollte.

Bevor über einen Therapieerfolg mit Akupunktur entschieden werden kann, müssen Sie mindestens **sechs Behandlungen** abwarten.

Praktisches Beispiel
Frau C., 24 Jahre alt, litt seit Jahren an einer immer wieder aufflackernden chronischen Bindehautentzündung. Zum Zeitpunkt des Behandlungsbeginnes befand sie sich gerade auf einer Urlaubsreise und hatte mehrere Tage in einem zugigen Reisebus verbracht. Sie klagte über starkes Jucken der Augenlider und einen vermehrten Tränenfluß. Da sie schon viele Therapiemaßnahmen während des langen Verlaufs der Erkrankung erfolglos ausprobiert hatte, nahm sie jetzt sogar zeitweilig kortisonhaltige Präparate. Sie wußte, daß durch die Anwendung des Kortisons die Entwicklung des Grünen Stars ausgelöst werden kann, und so entschloß sie sich zu einem Therapieversuch mit Akupunktur.
Gegeben wurden mehrere lokale Nadeln sowie Punkte des Leber- und Gallenblasen-Meridians, und schon während der Behandlung – nach etwa zehn Minuten – bemerkte Frau C., daß der Juckreiz am Auge deutlich nachließ. Nach zwei Behandlungen war Frau C. beschwerdefrei. Sie wurde mit dem Rat aus der Behandlung entlassen, sobald wie möglich mehrere Akupunktursitzungen hintereinander durchführen zu lassen, um so das Wiederauftreten der Bindehautentzündung zu verhindern.

Netzhautentzündung (Retinitis) **

Von allen Netzhauterkrankungen eignet sich zur Akupunkturbehandlung besonders die *Retinitis pigmentosa,* bei der die Patienten oft schon in der Kindheit schlecht sehen, besonders in der Dämmerung (Nachtblindheit). Später engt sich das Gesichtsfeld bis zur Erblindung immer mehr ein. Eine familiäre Häufung des Krankheitsbildes wird beobachtet. Innerhalb der westlichen Medizin gibt es keine geeignete Therapie für diese Erkrankung.

In China wendet man die Akupunktur an, und mehrere wissenschaftliche Arbeiten beschreiben ausgezeichnete Therapieergebnisse. Die besten Erfolge lassen sich dann mit Akupunktur erzielen, wenn möglichst frühzeitig mit der Therapie begonnen wird. Durch die Akupunkturbehandlung soll die sonst unausweichliche Erblindung verhindert werden. Angesichts der fehlenden Therapiemöglichkeiten innerhalb unserer westlichen Medizin ist eine Akupunkturbehandlung zu empfehlen, sofern sie von einem erfahrenen Akupunkturarzt durchgeführt werden kann.

In einem ersten Zyklus sollte **zwölf Tage** lang täglich behandelt werden, evtl. folgt ein weiterer zwölftägiger Akupunkturtherapiezyklus.

Ohrenerkrankungen

Taubheit, Schwerhörigkeit

In China hat man in den 60er Jahren mit einigem Erfolg die Akupunkturtherapie systematisch zur Behandlung der Taubheit besonders bei Kindern oder Schwerhörigkeit angewandt. In westlichen Ländern wird die Akupunkturtherapie bei diesem Krankheitsbild jedoch nur in Ausnahmefällen eingesetzt.

Mittelohrentzündung (Otitis media) ***

Besonders gut eignet sich die *akute* Mittelohrentzündung für die Akupunktur. Die gerade bei Kindern starken Ohrenschmerzen lassen schon während der ersten Akupunktursitzung deutlich nach, da die Schleimhäute sehr schnell abschwellen. Hierdurch wird auch der Sekretabfluß aus dem Ohr gefördert, so daß der Krankheitsverlauf und die Komplikationsgefahr der Mittelohrentzündung reduziert wird.

Erheblich langwieriger und mit geringeren Erfolgsaussichten, jedoch angesichts fehlender wirkungsvoller konventioneller Therapieformen immer noch empfehlenswert, ist die Akupunkturbehandlung der *chronischen* Mittelohrentzündung.

Bei chronischer Mittelohrentzündung müssen Sie mit **zehn bis zwanzig Akupunktursitzungen** rechnen.

Ohrgeräusch (Tinnitus) *

Schwierig und oft erst nach eingehender chinesischer Diagnostik überhaupt möglich ist die Behandlung des Ohrgeräusches. Auch bei dieser Krankheit gilt, daß angesichts fehlender westlicher Therapiemethoden ein Therapieversuch mit Akupunktur empfehlenswert ist.

Gleichgewichtsstörung (Vertigo)***

Gleichgewichtsstörungen können unterschiedlich begründet sein. Sofern sie nicht Symptome allgemeiner Kreislauf- oder Nervenerkrankungen sind (z. B. Multiple Sklerose), werden meistens lokale Durchblutungsstörungen im Bereich des Innenohres, Kristallausfällungen in der Innenohrflüssigkeit, Viruserkrankungen und auch Bewegungsstörungen der Halswirbelsäule als Ursache angesehen. Alle diese möglichen Krankheitsfaktoren müssen fachärztlich untersucht werden. Oft lassen sich langanhaltende Gleichgewichtsstörungen mit Ohrgeräuschen und Hörminderung, wie sie zum Beispiel beim Morbus *Ménière* auftreten, durch manualtherapeutische Deblockierung der oberen Halswirbel bessern. Häufig bleiben die aufwendigsten Untersuchungen ohne Ergebnis, und als Patient leidet man jahrelang an einer Krankheit, bei der man das Gefühl hat, daß einem buchstäblich der »Boden unter den Füßen weggezogen wird«. Besonders gut hilft die Akupunktur bei der Entzündung des Gleichgewichtsnerven und beim sogenannten Morbus Ménière.

Morbus Ménière**

Viel Erfahrung und eingehendes Wissen in der chinesischen Krankheitslehre braucht die Behandlung des Morbus *Ménière,* einer Erkrankung, bei der plötzliche Schwindelanfälle zusammen mit Ohrgeräuschen und Hörverlust auftreten. Empfehlenswert ist die Akupunkturbehandlung, da konventionelle Therapien bei diesem Krankheitsbild häufig nicht weiterhelfen.

Sie müssen mit relativ **zahlreichen Akupunktursitzungen** rechnen.

Entzündung des Gleichgewichtsnerven (Neuronitis vestibularis)***

Die akute Entzündung des Gleichgewichtsnerven eignet sich hervorragend zur Akupunkturtherapie, sofern sie frühzeitig genug begonnen wird. Das Krankheitsbild äußert sich durch innerhalb von Stunden langsam zunehmenden Schwindel, der ohne Therapie Wochen, Monate oder Jahre anhalten kann.

Schon am ersten oder zweiten Krankheitstag empfiehlt es sich, mit der Akupunkturtherapie zu beginnen. Wichtig ist die Nadelung lokaler am Ohr und der Ohrwurzel gelegener Punkte, wobei die Nadeln im akuten Stadium der Erkrankung bis zu einer Stunde belassen werden können. Zusätzlich werden Fernpunkte angewandt. Man wählt Punkte des Leber- und Nierenmeridians, da das Ohr dem Funktionskreis Niere zugeordnet ist und der Schwindel entweder als Ausdruck einer Störung im Leber- oder Nierenorgan angesehen wird.

Liegt den Gleichgewichtsstörungen keine Entzündung des Gleichgewichtsnerven zugrunde, sondern eine Verspannung der Nakkenmuskulatur mit Schmerzausstrahlung in den Ohrbereich, so müssen natürlich auch Akupunkturpunkte zur Beseitigung muskulärer Nackenverspannungen mit ausgewählt werden. Häufig sind auch in solchen Fällen neben der Akupunkturtherapie Massageanwendungen und krankengymnastische Übungen der Nackenmuskulatur empfehlenswert.

Zwei bis sieben Akupunktursitzungen sind zur Behandlung im Akutstadium notwendig; meist bessert sich das Krankheitsbild von Sitzung zu Sitzung deutlich, so daß im allgemeinen die Beschwerden nach einer Woche behoben sind.

Praktisches Beispiel:
Herr A. verspürte während eines Zirkusbesuches plötzliche Gangunsicherheit und daraufhin zunehmenden Drehschwindel, den er zuerst auf die schlechte Luft und ein kurz zuvor getrunkenes Glas Bier zurückführte. Aber der Schwindel ließ nicht nach, und als er am nächsten Morgen aufwachte, verursachte schon die kleinste Kopfbewegung einen mit Übelkeit und Erbrechen einhergehenden Drehschwindel. Zweitägige Bettruhe brachte keine Besserung. Der Ohrenarzt diagnostizierte zuerst einen Morbus Ménière, dann aber wegen des permanent anhaltenden Schwindels eine Entzündung des Gleichgewichts-

nerven. Die verordneten Medikamente brachten innerhalb der nächsten vier Tage keine Besserung. Eine darauf in der Universitätsklinik durchgeführte elektrische Untersuchung der Augenmuskulatur (Elektronystagmogramm) zeigte sogar einen vollständigen Ausfall des Gleichgewichtsnerven.

Neben der bisher erfolglosen medikamentösen Therapie entschloß sich Herr A. daraufhin zu einem Therapieversuch mit Akupunktur. Die erste Akupunktursitzung mußte noch im Liegen durchgeführt werden, da Herr A. sich praktisch nicht bewegen konnte, ohne daß sich der Schwindel unerträglich verstärkte. Am zweiten Behandlungstag konnte Herr A., wenn auch noch sehr unsicher, wieder gehen. Von Sitzung zu Sitzung besserte sich das Krankheitsbild. Nach insgesamt fünf Akupunktursitzungen war Herr A. vollständig beschwerdefrei.*

Zwei Wochen später bemerkte Herr A. jedoch plötzlich wieder, und diesmal viel stärker als beim ersten Mal, ein Wiederauftreten des Schwindels. Diesmal wurde sofort die Akupunkturtherapie eingesetzt, und noch während der Akupunktursitzung waren nach etwa 40 Minuten die Beschwerden verschwunden. Auch sieben Jahre nach der akuten Gleichgewichtsentzündung ist Herr A. beschwerdefrei.

Verlust des Geruchssinnes (Anosmie) *

Eine Akupunkturbehandlung sollte auch bei diesem Krankheitsbild versucht werden, sofern keine Ursache herausgefunden werden kann, die den Geruchsverlust bedingt. In China behandelt man den Verlust des Geruchssinnes sehr häufig mit Akupunktur. Im Westen sind die Erfahrungen mit diesem Krankheitsbild noch nicht so zahlreich.

Herz-Kreislauf-Erkrankungen

Funktionelle Herzerkrankung**

Unter funktionellen Herzerkrankungen versteht man Herzbeschwerden, für die sich keine organischen Ursachen finden lassen. Der Patient leidet beispielsweise unter Unruhezuständen, Schmerzen im linken Brustkorb, die in den linken Arm ausstrahlen, unter Luftnot und zermürbender Angst vor Herzattacken, manchmal begleitet vom Gefühl, daß das Herz einem bis zum Hals schlagen würde.

In der chinesischen Medizin sieht man diese Störungen als Ausdruck eines Energieungleichgewichtes im Herzorgan (Feuerelement), häufig auch im Nierenorgan (Wasserelement) oder im Leberorgan (Holzelement) an. Handelt es sich um chronische funktionelle Herzbeschwerden, so ist meist das Qi dieser Organe geschwächt.

Die Möglichkeit der Akupunktur, physische und psychische Symptome gleichzeitig zu behandeln, da sie im Konzept der traditionellen chinesischen Medizin nicht als grundlegend getrennte Einheiten angesehen werden, kommt bei der Therapie der funktionellen Herzbeschwerden besonders zum Tragen. Häufig bemerkt der Patient neben dem Abklingen der Herzbeschwerden, daß sich sein »allgemeines Lebensgefühl« bessert, er weniger Angst hat und insgesamt ausgeglichener ist. Punkte des Herz- und Nierenmeridians werden meistens kombiniert gegeben.

Die Behandlungsanzahl reicht von **vier bis über zwanzig Sitzungen.**

Bluthochdruck, Niedriger Blutdruck, Kreislaufstörungen** (Hypertonie, Hypotonie, Vegetative Dystonie)

Kreislaufstörungen und Blutdruckfehlregulationen werden in der traditionellen chinesischen Medizin als Ausdruck eines energetischen Ungleichgewichtes zwischen den Organen Leber, Niere und Herz angesehen. Deshalb ist eine genaue Analyse des Krankheitsbildes hinsichtlich seiner Zugehörigkeit zu den 5 Elementen besonders wichtig, und der Arzt achtet auf Begleitsymptome, wie Kopfschmerz, Schwindel, Ohrgeräusche oder Schlaflosigkeit.

Ein noch nicht zu lang bestehender essentieller *Bluthochdruck,* dem keine innerhalb der westlichen Medizin zu diagnostizierende Ursache zugrunde liegt, läßt sich mit Akupunktur günstig beeinflussen. Dabei werden unter anderem spezielle Akupunkturtechniken angewandt, beispielsweise der »Mikro-Aderlaß«. Hierbei werden an manchen Akupunkturpunkten nach dem Einstich der Nadel wenige Tropfen Blut herausgepreßt. Einige Akupunkturpunkte, wie der Punkt Leber 3 am Fußrücken, wirken so stark auf den Blutdruck, daß durch Nadelung dieses Punktes der Blutdruck sehr schnell absinkt und man als Patient kollabieren kann.

■ **Diese Behandlung sollte deshalb immer im Liegen vorgenommen werden.**

Je nach bestehendem Energieungleichgewicht wird auch zusätzlich die Moxibustion angewandt.

Läßt sich der Blutdruck mit der Akupunktur allein nicht vollständig normalisieren, so empfiehlt die chinesische Medizin die zusätzliche Therapie mit chinesischen Kräuterarzneien, aber auch westlichen Medikamenten. In der täglichen Lebensführung sollten Sie als Patient unbedingt auf körperlichen Bewegungsausgleich achten.

Niedriger Blutdruck und *Kreislauflabilität* werden in der chinesischen Medizin als typische Energiedefizitsymptome angesehen. Um das allgemeine Qi des Körpers wieder aufzubauen, setzt man neben der Akupunktur auch die Ernährungstherapie sowie Moxibustion ein. Als Patient sollten Sie unterstützend *Kneippsche* Güsse anwenden und unbedingt auf genügend Schlaf, der das Qi stärkt, achten.

Zur Akupunkturtherapie des niedrigen Blutdruckes bedient man sich vornehmlich einer kräftigenden tonisierenden Nadelstimulationstechnik. Dies bedeutet, daß der Arzt eher dünne Akupunkturnadeln wählt und diese 20 Minuten eingestochen läßt, ohne sie zusätzlich manuell oder elektrisch zu stimulieren.

Arterielle und venöse Durchblutungsstörungen**

Durchblutungsstörungen, die auf mangelnder arterieller Durchblutung oder venöser Stauung des Blutes beruhen, sind nach traditionell chinesischer Vorstellung durch eine Blockierung des Blutes und des Qi bedingt. Ziel der Akupunkturtherapie ist es, die Blockierungen aufzuheben. Hierzu werden neben Punkten, die auf das Blutgefäßsystem allgemein wirken, auch viele Punkte von denjenigen Meridianen ausgewählt, die über das erkrankte Körperareal ziehen.

Leidet der Patient an »kalten Schwellungen«, die sich in wäßrig aufgedunsener (ödematöser) Haut äußern oder an bläulichen Schwellungen, wie sie durch Krampfadern hervorgerufen werden können, so erwärmt man die betroffenen Körperareale zusätzlich durch Moxibustion. Die Erfolge der Akupunkturbehandlung sind bei funktionellen Durchblutungsstörungen (z. B. Gefäßspasmen) sehr gut; sie sind weniger gut bei Durchblutungsstörungen, die durch anatomische Veränderungen bedingt sind (arterielle Gefäßverkalkung).

Morbus Raynaud**

Zu den Durchblutungsstörungen gehört auch der Morbus *Raynaud.* Bei dieser Erkrankung findet sich eine auf Hände oder Füße begrenzte, oft anfallsartige Minderdurchblutung, so daß die Patienten plötzlich kalte, blaue, teilweise sehr schmerzhafte Finger oder Zehen aufweisen. Auch bei dieser Erkrankung, der meist Verkrampfungen (Spasmen) der Gefäße zugrunde liegen, sollte unbedingt ein Therapieversuch mit Akupunktur unternommen werden.

Erkrankungen der Atmungsorgane

Fieberhafte Erkältung (grippaler Infekt) **

Fieberhafte Erkältungen und Grippe sind typische Beispiele für Krankheitsbilder, die im chinesischen Sinne durch »äußere« krankheitsfördernde (pathogene) Einflüsse verursacht werden, und für Erkrankungen, bei denen zu Beginn die äußeren Körperschichten wie Muskeln und Sehnen (»Gliederschmerzen«) betroffen sind. So sind die ersten Symptome eines grippalen Infektes vor allem ziehende Lenden- und Nackenschmerzen, zusätzlich auch Kopfschmerzen. Später werden die Atemwege in Mitleidenschaft gezogen. Die Nasenschleimhäute trocknen aus und man verspürt einen Juckreiz; Schnupfen und Husten beginnen. Zu diesem Zeitpunkt der Krankheit stellt sich meistens Fieber ein, eventuell von Schüttelfrost begleitet.

Die wichtigsten *äußeren Einflüsse,* die die Grippe verursachen, sind nach chinesischer Auffassung Kälte und Wind. Auch bei uns spricht man davon, daß man sich erkältet oder eine Grippe gefangen habe. Die Kälte greift vor allem den Blasenmeridian an, in dessen Verlauf im Lendenbereich die Muskelschmerzen lokalisiert sind; manchmal werden sie auch als ein Ziehen der Nieren mißdeutet. Der Wind hingegen verursacht eine Störung des über den Nacken verlaufenden Gallenblasenmeridians: Viele Patienten wissen, daß gerade Zugluft zu Nackenbeschwerden führt. Diese Zuordnung von äußeren krankheitsfördernden Einflüssen zu den jeweils betroffenen Meridianen, Kälte-Blasenmeridian und Wind-Gallenblasenmeridian, basiert auf klinischer Beobachtung und fügt sich gleichzeitig in das Konzept der 5 Elemente: die Gallenblase ist das Yang-Organ des Holzelementes und Wind der zugehörige krankheitsfördernde Faktor; die Blase ist das Yang-Organ des Wasserelements, zugehöriger krankheitsfördernder Faktor ist die Kälte.

Ziel der Akupunkturbehandlung ist es im chinesischen Sinne zum einen, »den Wind zu vertreiben«, zum anderen, die durch die Kälteeinflüsse hervorgerufenen Blockierungen des Blasenmeridians zu lösen. Ist die Krankheit noch im Anfangsstadium, sind also ausschließlich die äußeren Körperschichten betroffen, so gelingt dies häufig mit nur ein bis zwei Akupunkturbehandlungen. Bei der Behandlung wählt man zusätzlich Punkte aus, die ganz allgemein die Abwehrkraft des Körpers stärken.

Treten neben den Gliederschmerzen auch noch Schnupfen und Husten auf, so müssen Punkte des Lungenmeridians gegeben werden. Gerade Schnupfen im Anfangsstadium läßt sich mit einer einzigen Akupunkturbehandlung abwenden. Während der Behandlung läßt der Juckreiz nach, die Nasenatmung wird freier, gleiches gilt für den Husten.

Besonders zu Beginn eines grippalen Infektes sollte die Akupunkturbehandlung angewendet werden. Auch Patienten, die immer wieder an grippalen Infekten leiden, sollten erwägen, sich mit Akupunktur behandeln zu lassen. Hier kann eine vorbeugende Akupunkturtherapie die Gesamtkonstitution des Menschen und mithin seine Abwehrkraft gegen Infektionskrankheiten deutlich stärken.

Normalerweise sind zur Behandlung des grippalen Infektes – je nach Erkrankungsstadium **zwischen zwei und fünf Akupunkturbehandlungen** erforderlich.

Rachenentzündung (Pharyngitis), Husten***

Auch diese Beschwerden, die häufig einen grippalen Infekt begleiten, eignen sich gut zur Akupunkturtherapie. Patienten, die immer wieder an Rachenentzündungen oder sogenanntem Reizhusten leiden, sollten sich einer Akupunkturbehandlung unterziehen.

Wie beim grippalen Infekt, gilt auch hier, daß, solange die Krankheit noch im Anfangsstadium ist, wesentlich weniger Akupunkturbehandlungen notwendig sind als im späteren Krankheitsverlauf. Es werden Lokalpunkte am Hals und Fernpunkte des Lungen- und des Dickdarmmeridians gegeben.

Bei dieser Krankheit ist zu beachten, daß über längere Zeit auftretende Symptome wie Husten, rauhe Stimme oder Schluckbeschwerden nicht nur harmlose Störung, sondern auch Anzeichen einer schwereren Erkrankung sein können. Aus diesem Grund sollte eine längere Akupunkturtherapie auch hier nicht ohne gründliche ärztliche Diagnostik begonnen werden.

Praktisches Beispiel:
Herr M. leidet seit einigen Jahren, gehäuft im Frühling und im Herbst, an immer wieder auftretenden Rachenentzündungen mit begleitendem Reizhusten. Schon vor zwei Jahren sind die Mandeln entfernt worden, doch hat sich die Erkrankungshäufigkeit nicht verändert. Meistens tritt der Reizhusten in den frühen Morgenstunden zwischen drei und fünf Uhr auf. Der Husten stört den Schlaf, und Herr M. liegt stundenlang wach.
In der chinesischen Medizin handelt es sich beim Husten meistens um eine typische Yang-Füllesymptomatik der Lunge. Hierfür spricht auch die Beobachtung nicht nur bei Herrn M., sondern ganz allgemein bei fast allen Patienten, die an solchen Beschwerden leiden, daß gerade zur Organzeit der Lunge diese Beschwerden auftreten.
Behandelt wurde Herr M. nur durch Stimulation eines einzigen Akupunkturpunktes: Lunge 11. Dieser Punkt liegt am Nagelwinkel des Daumens. Er wird, ähnlich wie bei der Abnahme eines Blutzuckertests, gestochen und ein kleiner Tropfen Blut herausgepreßt. Durch diesen »Mikroaderlaß« läßt sich die Yang-Energie – Blut ist ja (im Gegensatz zu Wasser) die Yang-Flüssigkeit des Körpers – der Lunge außerordentlich schnell verringern. Nach nur einer Behandlung konnte Herr M. ohne quälende Hustenattacken wieder durchschlafen.

Nasennebenhöhlenentzündung (Sinusitis) ***

Die Nasennebenhöhlenentzündung kann die Komplikation eines gewöhnlichen Schnupfens sein. Zeichen einer akuten Nebenhöhlenentzündung sind chronischer Kopfschmerz mit Druckgefühl in Oberkiefer und Stirn, Fieber und Krankheitsgefühl, zuweilen auch Übelkeit. Leider neigen die Erkrankungen der Nasennebenhöhlen zu chronischen Verläufen, die trotz hochdosierter Antibiotikagabe sich über

Monate hinziehen. Besteht erst einmal eine Anfälligkeit für Nebenhöhlenentzündung, so tritt die Erkrankung häufig immer wieder auf.

■ **Mit der Akupunkturtherapie sollte, eventuell begleitend zu einer Antibiotikatherapie, gleich zu Beginn der Erkrankung begonnen werden.**

Aber auch dann, wenn Antibiotika schon über längere Zeit gegeben worden sind, ohne daß sich das Krankheitsbild entscheidend besserte, kann mit der Akupunkturbehandlung der chronische Krankheitsverlauf unterbrochen werden.

Häufig ist auch die Moxatherapie zusätzlich empfehlenswert.

Bei chronischer Nasennebenhöhlenentzündung müssen **fünf bis 15 Akupunktursitzungen** angewandt werden.

Bronchitis**

Die Bronchitis, besonders die chronische Bronchitis, ist eine Erkrankung, bei der man unbedingt an eine Akupunkturbehandlung denken sollte. Wenn diese Erkrankung schon über Jahre besteht und kleinste körperliche Belastungen oder (krankheitsfördernde) Reize zum Aufflackern der Beschwerden führen, bleibt in der westlichen Medizin nur die symptomatische Therapie, die die Erscheinungsform der Krankheit, nicht aber deren Ursache behandelt. In der chinesischen Medizin hingegen erkennt man in den Symptomen einer chronischen Bronchitis oft eine energetische Schwäche der Lunge, begleitet eventuell von einer energetischen Schwäche der Milz oder auch der Niere. Dann ist im Rahmen der chinesischen Medizin eine kausale Therapie durch Stärkung der entsprechenden Organe möglich. Dies geschieht durch Akupunktur- und Moxatherapie, eventuell auch durch Ernährungstherapie.

Besondere Bedeutung bei der Akupunkturtherapie der Bronchitis hat neben lokalen und immunstimulierenden Punkten auch der sogenannte Meisterpunkt der Atmungsorgane *Ren 17*. Dieser Punkt liegt über dem Brustbein in Höhe der vierten Rippe, etwa auf Höhe der Brustwarzen. Er hilft bei vielen Erkrankungen der Atmungsorgane, und interessanterweise liegt er genau dort, wo man normalerweise Heileinreibungen, zum Beispiel mit ätherischen Ölen, bei Lungenerkrankungen vornimmt. Zusätzlich bewirkt die Akupunktur eine Verflüssigung des oft zähen Schleims, so daß das Abhusten erleichtert wird.

Lungenasthma**

Allergisch oder infektiös bedingtes Lungenasthma ist eines der bekanntesten Anwendungsgebiete der Akupunktur. Bei Erwachsenen zielt die Akupunkturbehandlung auf:

- Unterbrechung des akuten Asthmaanfalles und
- Reduzierung der notwendigen Medikamente beim chronischen Asthma bzw. Heilung.

Bei Kindern läßt sich die Erkrankung durch eine frühzeitig begonnene Akupunkturtherapie häufig heilen. Allerdings sollte das Asthma, eine Erkrankung, deren Entwicklung oft schwer voraussehbar ist und bei der die akuten Anfälle lebensbedrohlich werden können, nur von einem Arzt mit Akupunktur behandelt werden, der sowohl in der westlichen als auch in der chinesischen Therapie dieser Erkrankung erfahren ist.

Die Behandlung des *akuten* Asthmaanfalls zeigt, wie schnell und drastisch eine Beschwerdebesserung mit Akupunktur erzielt werden kann. Wie immer bei der Behandlung akuter Erkrankungen, muß bei der Behandlung des akuten Asthmaanfalles der Akupunkturpunkt mit der Nadel stimuliert werden. Meist dauert es zwischen zwei und vier Minuten, bis der Patient wieder normal atmen kann. Die Tatsache, daß der akute Asthmaanfall gehäuft morgens zwischen drei und fünf Uhr auftritt, weist auf die Bedeutung der chinesischen Organzeiten hin (s. S. 39).

Die Behandlung des *chronischen* Asthmas versucht, die von Patient zu Patient sehr unterschiedlich verschobenen Energieverhältnisse harmonisierend auszugleichen.

Auch langwierige Akupunkturbehandlungen lohnen sich für den Patienten, wenn sein Gesamtbefinden sich bessert und die täglich einzunehmenden Medikamente, z. B. Kortikoide und andere, die häufig auch Herz und Kreislauf belasten, reduziert oder gar abgesetzt werden können.

Psychische Störungen, die begleitend mit dieser Erkrankung auftreten, bessern sich im Laufe der Akupunkturtherapie. Mit adäquat durchgeführter Akupunkturtherapie kann man gut zwei Dritteln aller behandelten Patienten für lange Zeit helfen.

Es werden **zehn bis 30 Akupunktursitzungen** benötigt; manchen Patienten muß man über Jahre hin krankheitsbegleitend therapieren.

Allergie***

Akupunktur eignet sich zur Behandlung von Allergien. Besonders gut sprechen Allergien der Atemwege (Heuschnupfen, allergische Bronchitis, Asthma s. o.) auf Akupunkturtherapie an. Auch die allergische Bindehautentzündung ist hier zu nennen (siehe S. 67).

Nach chinesischem Krankheitsverständnis ist eine Allergie meist durch eine energetische Störung des Milz-Pankreas-Organes bedingt. Deshalb gibt man zusätzlich zu wichtigen Lokalpunkten, die je nach Krankheitsbild gewählt werden, immer auch Punkte des Milz-Pankreas-Meridians.

■ **Bei saisonbedingten Allergien sollte man unbedingt zwei bis drei Monate vor Beginn der Erkrankung mit der Akupunkturtherapie anfangen.**

Normalerweise ist ein Behandlungszyklus von **acht bis 15 Sitzungen** erforderlich, wobei dieser Zyklus eventuell im nächsten Jahr wiederholt werden muß. In den meisten Fällen reichen ein bis drei Behandlungszyklen, um die Allergie auszuheilen.

Magen-Darm-Erkrankungen

Funktionsstörung des Darmes, Durchfall, Verstopfung***
(Irritables Kolon, Diarrhö, Obstipation)

Bei einer Funktionsstörung des Darmes leidet man wechselnd unter Verstopfung und Durchfall. Häufig werden diese Beschwerden von Druck- und Spannungsgefühl des Ober- und Mittelbauches begleitet; auch Blähungen und Bauchkrämpfe treten auf. Trotz gründlichster internistischer Diagnostik bleiben die Beschwerden oft unerklärbar. Es läßt sich keine Ursache finden, und so glauben nicht wenige Patienten, an einem noch nicht entdeckten Tumor erkrankt zu sein. Zu der eigentlichen Erkrankung kommt dann noch die Angst vor Krebs (Kancerophobie) hinzu.

Durchfall findet man vermehrt bei ängstlich nervösen Patienten, wobei bei manchen von ihnen schon kleinste Aufregungen zu Durchfall führen. Noch häufiger als Durchfallerkrankungen ist die chronische Verstopfung des Darmes. Meistens liegt die Ursache in ballaststoffarmer Ernährung und bewegungsarmer Lebensweise. Medikamente, die den Stuhlgang fördern sollen, helfen nur anfangs, verleiten zu chronischem Mißbrauch und können auf die Dauer selbst die Obstipationsbeschwerden hervorrufen.

Darmfunktionsstörung, Durchfall und Verstopfung sind als funktionelle Darmerkrankungen ohne anatomisch-organische Ursache trotz langwieriger Therapieversuche innerhalb der westlichen Medizin auf Dauer nicht befriedigend zu behandeln. Deshalb sollte frühzeitig mit einer Akupunkturtherapie begonnen werden.

Im Verständnis der traditionellen chinesischen Medizin handelt es sich um Funktionsstörungen des Organs Dickdarm, oft begleitet von Störungen des Erdelementes mit seinen Organen Magen und Milz-Pankreas. Meistens werden somit Punkte dieser Meridiane eingesetzt – teilweise bewährte symptomatische Akupunkturpunktkombinationen, die auf bestimmte Körperareale, wie zum Beispiel den Ober- oder den

Unterbauch, eine beruhigende und ausgleichende Wirkung ausüben, teilweise Akupunkturpunkte, die nach energetischen Gesichtspunkten ausgewählt werden. Die Beschwerden bessern sich meist erheblich oder können ganz beseitigt werden.

Bei akuten Darmirritationen, wie sie zum Beispiel bei einer sogenannten Darmgrippe auftreten, genügen **zwei bis drei Akupunktursitzungen,** bei chronischen Störungen hingegen sind **zehn bis zwanzig Akupunktursitzungen** erforderlich.

Praktisches Beispiel:
Herr M., 22 Jahre, befand sich auf einer Asienreise und hatte sich den Magen verdorben. Zwei Tage litt er an Übelkeit, Erbrechen und Durchfall. Zusätzlich stellten sich Kreislaufbeschwerden ein, so daß er wegen Schwindel und Kopfschmerzen Bettruhe einhalten mußte. Nachdem die Beschwerden sich mehr und mehr verschlechterten – auch Erbrechen kam hinzu –, entschloß er sich zu einer Akupunkturbehandlung. Nur wenige Punkte wurden gegeben: vom Nabel zwei daumenbreit links und rechts der Alarmpunkt des Darmes – Magen 25; zusätzlich der Punkt Magen 36, ein wichtiger Fernpunkt mit harmonisierender Wirkung auf den Magen- und Darmbereich, und der Punkt Magen 37, in dem sich nach der traditionellen chinesischen Vorstellung die gesamte Energie des Dickdarms sammelt. Die beiden Punkte am Bein wurden mit sedierender Technik alle fünf Minuten stimuliert. Nach einer halben Stunde wurden die Nadeln gezogen. Zwei Stunden nach der Behandlung waren die Kreislaufbeschwerden von Herrn M. verschwunden. Er hielt sich aber zu diesem Zeitpunkt noch mit der Nahrungsaufnahme zurück. Am Abend verspürte er auch keine Übelkeit mehr und konnte wieder normal essen. Die Beschwerden traten nach dieser einen Behandlung nicht mehr auf.

Nervöser Magen, Magenschleimhautentzündung,** Magengeschwür (Gastritis, Magenulkus)

Bei nervösem Magen oder Magenschleimhautentzündungen, die später zu einem Magengeschwür führen können, spüren die Patienten häufig ein Druck- oder Hitzegefühl im Oberbauch und eine immer wieder auftretende Übelkeit, die die Nahrungsaufnahme behindert.

Die chinesische Medizin faßt die Beschwerden als eine Yang-Fülle des Magens auf. Die Therapie besteht in der Reduzierung des Yang, eventuell in der Überführung des Yang in das Yin, und in einer Stärkung des Magen- bzw. Milz-Pankreas-Yin. Zusätzlich werden symptomatisch bewährte Akupunkturpunkte gegeben, die auf den Magen eine ausgleichende, beruhigende Wirkung ausüben. Das typische Völlegefühl im Oberbauch läßt meist schon während der ersten Akupunktursitzung deutlich nach, so daß zum Beispiel der Arzt nach einer kurzen Akupunkturbehandlung den Ober- und Unterbauch viel besser untersuchen kann, ohne daß es dem Patienten gleich übel wird.

Da eine Magenschleimhautentzündung oder auch ein Magengeschwür meist chronischer Natur sind, müssen zur vollständigen Therapie mehrere Akupunktursitzungen angewendet werden, meist **zwischen zehn und 25 Sitzungen.**

Erbrechen***

Übelkeit und Erbrechen begleiten verschiedenste Erkrankungen. Sie entstehen bei allgemeinen Magen-Darm-Beschwerden, bei Seekrankheit durch Reizung des Gleichgewichtsorganes oder auch während der frühen Schwangerschaft.

Bei der Therapie des Brechreizes mit Akupunktur muß unbedingt berücksichtigt werden, wodurch das Erbrechen hervorgerufen wird.

Hiernach richtet sich im Einzelfall die Punktauswahl. Der Punkt *Perikard 6* wird jedoch praktisch immer bei Übelkeit und Erbrechen gegeben. Er liegt 2 Daumenbreit beugeseitig vor dem Handgelenk, genau zwischen den beiden Beugesehnen der Hand (s. Seite 25). Schon kräftige Akupressur hilft gegen Brechreiz, bei Akupunktur mit zusätzlich leichter manueller Stimulation dieses Punktes klingt die Übelkeit und mit ihr das Erbrechen innerhalb weniger Minuten ab. Dieser Punkt hat eine so ausgeprägte Wirkung auf den Magen, daß man ihn auch bei Magenoperationen zur Behebung eines während der Operation auftretenden Schluckauf (Singultus) sticht.

Übelkeit und Erbrechen infolge einer *Seekrankheit* behandelt man zusätzlich noch mit Punkten in der Nähe des Ohres. Auch bei diesen Beschwerden hilft die Akupunktur schnell, zuverlässig und meist wesentlich länger als etwaige Medikamente.

Das während der frühen *Schwangerschaft* auftretende morgendliche Erbrechen reagiert gut auf Akupunkturtherapie. Bei diesen Beschwerden ist die Akupunktur besonders empfehlenswert, da die Schwangere mit Medikamenten sehr zurückhaltend sein sollte.

Schluckauf (Singultus) ***

Schluckauf tritt häufig bei kleinen Kindern auf, kann jedoch auch Erwachsene manchmal über Tage, Monate oder sogar Jahre quälen. Die Ursache des Schluckaufs ist in unserer Medizin unbekannt, die Therapie auf Dauer nicht sehr erfolgreich.

In der Akupunktur setzt man Lokalpunkte und Punkte am Unterarm ein; zusätzlich wird häufig auch die Ohrakupunktur angewandt. Hier werden Punkte gestochen, die den Oberbauch und den Schlund repräsentieren.

Besteht der Schluckauf erst wenige Stunden, kann er durch **eine einzige Nadelung** behoben werden, chronischer Schluckauf erfordert **mehrere Akupunktursitzungen.**

Schluckbeschwerden, Fremdkörpergefühl im Hals (Globusgefühl) **

Schluckbeschwerden und Fremdkörpergefühl im Hals können Symptome verschiedenster, auch sehr ernster Erkrankungen wie eitrige Mandelentzündungen, Nervenerkrankungen, Halswirbelsäulenerkrankungen und Tumoren sein.

Vor einer Akupunkturtherapie sollten diese organischen Ursachen der Schluckbeschwerden unbedingt ausgeschlossen werden.

Aber auch bei Schluckbeschwerden und Globusgefühl bleibt die Suche nach organisch-anatomischen Ursachen oft erfolglos. Die letzte Erklärung, die Arzt und Patienten übrigbleibt, ist häufig dann die, daß die Beschwerden psychisch bedingt seien.

Schluckbeschwerden lassen sich mit Akupunktur behandeln, wobei jedoch wichtig ist, daß die Akupunktur am jeweils individuellen Krankheitsbild orientiert sein muß. So können Punkte im Halsbereich oder solche im Nacken im Vordergrund stehen. Auch kann ein Energieausgleich zwischen den 5 Elementen notwendig sein, denn im traditionell chinesischen Sinne werden Schluckbeschwerden oder ein Fremdkörpergefühl häufig durch eine Energieansammlung im Organ Leber bedingt. Die durchschnittliche Behandlungsdauer beträgt **zehn Akupunktursitzungen.**

Hämorrhoiden

Die traditionelle Erklärung für die Entstehung von Hämorrhoiden ähnelt in der chinesischen Medizin den Erklärungen der westlichen Medizin. Meistens werden die Ursachen in chronischer Verstopfung, Nahrungsunregelmäßigkeiten und eventuell im Alkoholismus gesehen. Zusätzlich können zu scharf gewürzte Speisen die Hämorrhoidenbildung fördern. Die Akupunkturbehandlung reduziert den Hämorrhoidenschmerz und eventuell begleitende Entzündungen. Wichtiger aber als eine Akupunkturbehandlung ist auch in der chinesischen Medizin die adäquate Operation.

Nur wenn trotz wiederholter operativer Maßnahmen immer wieder Hämorrhoiden auftreten, sollte ein längerer Therapieversuch mit Akupunktur unternommen werden.

Eine Umstellung der Nahrungsgewohnheiten muß die Akupunkturtherapie begleiten.

Gynäkologische Erkrankungen

Geburtserleichterung***

Schon lange setzt man in China die Akupunktur zur Geburtserleichterung ein. Seit etwa zehn Jahren wird die Akupunktur auch in Deutschland zur Geburtserleichterung in immer mehr Krankenhäusern angeboten.

Bei 75% aller Patientinnen läßt sich bei der Geburt durch die Akupunktur eine außerordentlich wirkungsvolle Schmerzlinderung erzielen. Schmerzmittel oder gar Narkotika, die die Vitalität des Neugeborenen erheblich beeinträchtigen können, werden überflüssig oder zumindest eingespart. Eine weitere Bedeutung der Akupunktur liegt in der Beschleunigung des Geburtsvorganges, da die Akupunktur die Wehentätigkeit anregt.

Auch führt die beruhigende Wirkung der Akupunktur zu einer Angstlösung und allgemeinen Entspannung der Patientin.

Zur Schmerzlinderung während der Geburt wählt man allgemein schmerzlindernde Punkte und kombiniert diese mit Punkten, die speziell auf den Unterbauch und die Gebärmutter wirken. Die Nadeln werden manuell oder elektrisch stimuliert. Sie behindern die Bewegungsfreiheit während des Geburtsvorgangs nicht.

Fehlender Milcheinschuß (Laktationsschwäche)***

Fehlenden Milcheinschuß sehen die Chinesen als Zeichen eines Leerezustandes des Qi an; häufig ist auch eine depressive Stimmungslage bedeutsam, die auf eine Störung des Leberorgans hinweist. Aus diesem Grund stärkt man mit der Akupunktur bei fehlendem Milcheinschuß allgemein das Qi und eventuell das Leberorgan. Die Moxibustion wird zusätzlich eingesetzt. Meist stellt sich nach **zwei bis drei Behandlungen** ein Erfolg ein.

☰ Morgendliches Erbrechen in der Frühschwangerschaft*** (Hyperemisis gravidarum)

Bei diesem Krankheitsbild ist die Akupunktur wirkungsvoll und sollte vor medikamentösen Maßnahmen angewandt werden, da die üblichen brechreizmildernden Medikamente die Frucht schädigen können.

Die Akupunktur wirkt innerhalb von Minuten und somit wesentlich schneller als alle anderen Medikamente, die erst im Magen oder Darm aufgenommen werden müssen.

- **Diese Behandlung darf nur von einem erfahrenen Akupunkturarzt durchgeführt werden, da bestimmte Akupunkturpunkte während einer Schwangerschaft nicht genadelt werden dürfen.**
- **Eine fehlerhafte Akupunktur kann eine vorzeitige Schwangerschaftsunterbrechung herbeiführen.**

Die Wirkung der Akupunkturbehandlung stellt sich meist noch **während der Akupunktursitzung** ein.

☰ Menstruationsstörungen, Regelschmerzen, Ausbleiben der Regel (Dysmenorrhö, Amenorrhö)***

Regelschmerzen sind häufige Beschwerden. Nur in seltenen Fällen läßt sich innerhalb der westlichen Medizin für die Beschwerden eine Ursache finden. Trotzdem muß einer Akupunkturbehandlung unbedingt eine genaue gynäkologische Abklärung der Beschwerden vorausgehen. Gleiches gilt auch für die ausbleibende Regel.

Nach traditioneller chinesischer Auffassung führt der Körper während der Menstruation durch die Blutung Hitze ab. *Störungen der*

Menstruation treten dann auf, wenn im Körper entweder zuviel oder zuwenig Wärme enthalten ist. Um zu entscheiden, ob hier ein Fülle- oder Leerezustand, meistens den Organen Leber und Niere zugeordnet, vorhanden ist, ist eine eingehende chinesische Diagnostik notwendig.

Bei der Therapie werden Punkte im Bereich des Unterbauches, z. B. Punkte des Ren-Meridians (»Konzeptionsgefäß«), der genau in der Mittellinie des Unterbauches verläuft, mit Fernpunkten am Bein kombiniert, die auf Leber und Niere wirken. Bei Kälte- und Leeresymptomen setzt man zusätzlich Moxibustion ein. Die Ohrakupunktur und die Ernährungstherapie kann die Körperakupunktur unterstützen. Die Therapie der ausbleibenden Regel ist ähnlich.

Auch die Behandlung des *akuten Regelschmerzes* mit Akupunktur ist sehr wirkungsvoll. Hier werden nur ein bis zwei Fernpunkte stimuliert. Die Patientin empfindet meist schon nach wenigen Minuten eine Abnahme der typischen krampfartigen Schmerzen im Unterbauch.

Benötigt werden **sieben bis 14** Akupunktursitzungen zwischen den einzelnen Zyklen.

Empfängnisstörungen (Sterilität) **

Empfängnisstörungen sind durch unterschiedlichste Ursachen bedingt. So können zum Beispiel die Eileiter nach einer Eierstockentzündung verklebt sein oder Hormonstörungen vorliegen. Ergibt eine gründliche gynäkologische Untersuchung, daß keine befriedigende konventionelle Therapie möglich ist, sollte die Akupunkturbehandlung versucht werden. Durch die tägliche Temperaturmessung, mit der sie den Zeitpunkt des Eisprunges feststellt, kann die Patientin selbst den Erfolg der Akupunkturtherapie kontrollieren.

Bei diesem Krankheitsbild werden neben den Lokalpunkten im Unterbauchbereich Punkte des Blasenmeridians am Rücken über dem Kreuzbein und zusätzlich Fernpunkte mit starker energetischer Wirkung gegeben. Da es sich bei Empfängnisstörungen häufig um einen

Leere- und Kältezustand handelt, ist die Erwärmung einzelner Akupunkturpunkte mit Hilfe der Moxibustion empfehlenswert.

Auch bei einer Fruchtbarkeitsstörung des Mannes sollte ein Therapieversuch mit Akupunktur durchgeführt werden. Mehrere Studien in China, die inzwischen auch im Westen überprüft worden sind, zeigen, daß sich durch eine Akupunkturbehandlung Anzahl und Beweglichkeit der Spermien oft auf Dauer erhöhen lassen.

Entzündung der Eierstöcke und Eileiter** (Infektion der Ovarien, Adnexitis)

Bei Entzündungen der Eierstöcke und der Eileiter sollte eine Akupunkturtherapie, häufig begleitend zur notwendigen Antibiotika-Therapie, erwogen werden. Hier gilt ähnliches wie für die Blasenentzündung: Besonders die chronisch immer wiederkehrenden Entzündungen sollten mit Akupunktur behandelt werden. Handelt es sich um chronische Erkrankungen, kann zusätzlich die Moxibustion eingesetzt werden.

Mehrere Akupunktursitzungen sind notwendig, deren Anzahl sich nach dem individuellen Krankheitsbild richtet.

Erkrankungen der Scheide (Vagina)**

Besonders bei Juckreiz in der Scheide und bei chronischem Ausfluß ohne gynäkologisch faßbare Ursache sollte Akupunktur angewandt werden. Neben Punkten im Unterbauch und Fernpunkten – hauptsächlich am Bein –, die direkt auf die Scheide wirken, ist auch eine Laserbehandlung mit einem Soft- oder Middlepowerlaser hilfreich. Zusätzlich kann die Ohrakupunktur eingesetzt werden.

Die Beschwerden sollten nach **fünf bis sieben Akupunkturbehandlungen** abklingen.

Nieren- und Blasenerkrankungen

Blasen-*** und Nierenentzündung** (Zystitis, Pyelonephritis)

Blasenentzündungen treten besonders bei Frauen gehäuft auf. Normalerweise lassen sich akute Blasenentzündungen, die sich durch Brennen beim Wasserlassen bemerkbar machen, mit handelsüblichen Blasen- und Nierentees und, falls notwendig, auch Antibiotika gut therapieren. Es gibt jedoch Patienten, die, sobald sie sich etwas unterkühlt haben, sofort wieder eine Blasenentzündung entwickeln. Auf dem Boden einer solchen immer wiederkehrenden (chronisch rezidivierenden) Blasenentzündung entsteht leicht eine Nierenbeckenentzündung. Auch diese kann chronisch werden und ist dann eventuell nur noch schlecht zu beeinflussen.

Die *akute Blasenentzündung* eignet sich vorzüglich für eine Akupunkturbehandlung. Wie bei jeder akuten Entzündung herrscht auch hier eine Yang-Fülle im Organ der Blase vor. So werden bestimmte Punkte des Blasenmeridians am Rücken und am Fuß gestochen, die speziell die Yang-Energie des Organs vermindern. Noch während der Akupunkturbehandlung, meist etwa nach zehn Minuten, kommt es zu einer deutlichen Schmerzlinderung und Entkrampfung der harnableitenden Wege. Wichtig ist aber, daß man in den ersten Tagen nach der Akupunkturtherapie sich noch schont und Reize, wie zum Beispiel Kälte oder mechanische Irritationen, die die Blasenentzündung hervorrufen können, meidet.

Die Therapie einer *chronischen Blasenentzündung,* mehr noch die Therapie einer *chronischen Nierenbeckenentzündung,* braucht auch mit Akupunktur viel Geduld. Berücksichtigt man jedoch die Problematik der Erkrankung – eine Blasenentzündung kann sich mit der Zeit bis zur Niereninsuffizienz ausweiten –, so lohnt die Akupunkturtherapie unbedingt. Bei der chronischen Blasen-Nierenbecken-Entzündung muß die Yin-Energie beider Organe wieder aufgebaut werden. Denn gerade die Yin-Energie als substanzgebende und mittelbar auch abwehrstärkende Kraft ist beim chronischen Krankheitsverlauf geschwächt.

Zusätzlich zur Akupunkturtherapie setzt man unter Umständen Moxabehandlung ein. Auch sollte man darauf achten, daß man angstauslösende Situationen und Unterkühlung der Füße vermeidet. Die Verbindung zwischen Angst und »kalte Füße bekommen« wird auch in der chinesischen Medizin gesehen. Beide Faktoren schwächen die Niere – der Nierenmeridian entspringt interessanterweise unter der Fußsohle – und fördern somit die Entzündungsbereitschaft von Niere und Blase.

Bei chronischer Blasen- und Nierenbeckenentzündung benötigt man **zwischen zehn und 30 Akupunktursitzungen,** bei akuter Blasenentzündung reichen **ein bis zwei Akupunkturbehandlungen.**

Nächtliches Einnässen bei Kindern (Enuresis nocturna) **

Nächtliches Einnässen bei Kindern ist dann als krankhaft zu bewerten, wenn es über das vollendete vierte Lebensjahr hinaus noch auftritt. Organische Ursachen können die Störung bedingen. Daneben sind aber auch psychische Faktoren bedeutsam. So können zum Beispiel Spannungszustände im Elternhaus diese Verhaltensstörung hervorrufen. Liegen keine organischen Störungen vor, so sollte man unbedingt eine Akupunkturtherapie durchführen lassen. Zur Behandlung des nächtlichen Einnässens eignet sich neben der Körperakupunktur auch besonders die Schädelakupunktur.

Nach Erfahrung in der chinesischen Medizin reicht oft **eine einzige Behandlung,** um die Verhaltensstörung auf Dauer zu beseitigen.

Erkrankungen des Bewegungsapparates

Schmerzen der Gesichtsmuskeln, myofazialer Schmerz, Schmerz bei Kiefergelenksarthrose**

Der Gesichtsmuskelschmerz äußert sich im Gegensatz zur Trigeminusneuralgie durch dumpfe, langanhaltende Schmerzen, die über den Unterkiefer, die Wange oder auch den Oberkiefer ausstrahlen. Die Schmerzen verstärken sich beim Essen, Sprechen oder lebhafter Mimik, werden also hervorgerufen durch Bewegungen im Kiefergelenk oder Bewegungen der Kaumuskulatur.

Die konventionelle Therapie besteht in der Anpassung von »Bißschienen« zwischen den Zähnen unter der Vorstellung, daß dadurch der Bewegungsablauf im Kiefergelenk harmonisiert wird. Weiterhin werden Schmerz- und Beruhigungsmittel verordnet. Wie die Trigeminusneuralgie kann auch dieser Gesichtsschmerz außerordentlich quälend sein, und die Beschwerden neigen zur Chronifizierung.

Sowohl die Arthrose des Kiefergelenkes als auch Verspannungen der Kaumuskulatur lassen sich mit Akupunktur gut behandeln. Besonders bei der Verspannung der Kaumuskulatur hat man gute Erfolge mit der Akupunktur, wenn sich muskuläre Verhärtungen tasten lassen. Oft bestehen diese muskulären Verhärtungen, sogenannte Triggerpunkte, jahrelang, ohne daß man sie beachtet hatte. Dann genügen oft wenige Akupunktursitzungen, bei denen sowohl lokale wie auch Fernpunkte der betroffenen Meridiane – in diesem Fall des Magen-, Dickdarm- und des Dünndarmmeridians – gegeben werden.

Natürlich muß vor jeder Akupunkturbehandlung eine entzündliche oder tumoröse Erkrankung ausgeschlossen werden.

Bestehen die Beschwerden erst seit wenigen Tagen oder Wochen, so genügen **zwei bis vier Akupunktursitzungen.** Sind die Beschwerden chronisch, so können **zehn bis 20 Akupunktursitzungen** nötig werden.

Nackenschmerzen und eingeschränkte Beweglichkeit der Halswirbelsäule nach Schleudertrauma***

Das Schleudertrauma entsteht meist nach Auffahrunfällen, wobei der Kopf des Fahrers durch den plötzlichen Impuls des auffahrenden Fahrzeugs meistens zuerst nach hinten und dann nach vorn geworfen wird. Dieser Mechanismus führte auch zur Bezeichnung »Peitschenschlag-Trauma«. Die Folgen sind ein schmerzhafter Nacken mit hochgradiger Einschränkung der Halswirbelsäulenbeweglichkeit. Häufig sind die Beschwerden von Kopfschmerzen, seltener von Armschmerzen begleitet.

In der konventionellen Therapie gibt man schmerz- und muskelentspannende Medikamente; außerdem wird die Halswirbelsäule mit Hilfe einer Bandage, der »Schanzschen Krawatte«, ruhiggestellt. Häufig kommt es über Jahre hinweg zu chronischen Beschwerden.

Für Arzt und Patient gehört die Akupunkturbehandlung des Schleudertraumas immer wieder zu den beeindruckendsten therapeutischen Erfolgen. Meist genügen zwei Nadeln, eingestochen am Unterarm, um den vorher schmerzhaften, verspannten Nacken vollständig zu lockern. Innerhalb von Minuten kann der Patient seinen Kopf wieder frei bewegen. Genauso schnell lassen Kopfschmerz und Schmerzausstrahlungen in die Arme nach, gleiches gilt für Allgemeinsymptome wie Übelkeit, Schwindel und Erbrechen. Zusätzlich zu Punkten am Unterarm oder am Unterschenkel müssen Punkte im Nacken gegeben werden.

In vielen Fällen reicht **eine einzige Behandlung** aus. Ist das Schleudertrauma jedoch schwerer, muß öfter behandelt werden. Akute Beschwerden nach Schleudertrauma lassen sich meist in ein bis fünf Sitzungen beseitigen, chronische, wie Kopfschmerzen, Nackenschmerzen, Übelkeit, Erbrechen, Schlafstörungen, Depressionen, Gedächtnisstörungen, die sich mit konventionellen Methoden nicht bessern lassen, benötigen **zehn bis 30 Therapiesitzungen.** Dann erreicht man jedoch bei den meisten Patienten eine erhebliche Besserung der Symptomatik.

Viele Patienten werden nach jahrelanger Krankheit beschwerdefrei. Für die lokale Behandlung der Nackenmuskulatur setzen einige Ärzte auch das Akupunktur-Schröpfen *(s. Kap. »Schröpfen«)* ein.

Akuter Schiefhals (Tortikollis) ***

Der akute Schiefhals zeichnet sich durch eine plötzlich auftretende Versteifung der Nackenmuskulatur aus. Der Patient hält den Kopf in einer Schonhaltung und kann ihn nicht bewegen. Manchmal sind Kälte oder Zugluft die Ursache der Beschwerden, die auch häufig nach längeren Autofahrten bei offenem Fenster auftreten. Die konventionelle Therapie besteht in Ruhigstellung der Halswirbelsäule, Gabe von Schmerzmitteln und muskelentspannenden Medikamenten. Normalerweise dauert die Erkrankung eine bis drei Wochen.

In der chinesischen Medizin ist der akute Schiefhals eine typische Erkrankung der äußeren Körperschichten (Muskeln, Haut und Sehnen) und eine typische Yang-Erkrankung, da sie am oberen Pol des Körpers – Kopf und Nacken – auftritt und auch nach chinesischer Ansicht häufig durch Zugluft, also Wind, einem Yang-Faktor, verursacht wird. Die Erkrankung eignet sich hervorragend zur Akupunkturtherapie. Der Krankheitsverlauf kann dadurch erheblich abgekürzt werden.

Behandelt wird mit mehreren Punkten im Nacken sowie Fernpunkten am Unterarm und Unterschenkel. Die Fernpunkte werden so stimuliert, daß ein Wärme- und Druckgefühl (De-Qi-Gefühl) für den Patienten spürbar wird. Auch läßt sich bei dieser Erkrankung die Ohr- und Handakupunktur einsetzen. Bester Zeitpunkt für eine Akupunkturtherapie sind die ersten drei Tage der Erkrankung.

Häufig dauert die Krankheit nur noch ein bis drei Tage statt Wochen; nicht selten sind die Beschwerden nach **einer einzigen Behandlung** verschwunden.

Schulterschmerzen bei Schulter-Arm-Syndrom, Zustand nach ausgekugeltem Schultergelenk, Schulterprellung (Unteres HWS-Syndrom, Periarthritis humeroscapularis, Schulterluxation, Frozen shoulder) ***

Schulterschmerzen können durch die unterschiedlichsten Ursachen bedingt sein. So führt unter Umständen eine Schulterprellung zu einer schmerzhaften Bewegungseinschränkung der Schulter, genau so aber rufen länger anhaltende, das Schultergelenk überlastende Bewegungen entzündungsähnliche Reaktionen im Gelenk hervor. Außerdem bewirken degenerative Veränderungen der Halswirbelsäule eine Reizung der den Schulter- und Armbereich versorgenden Nervenwurzeln mit dadurch verursachten Schulter-Arm-Schmerzen. Zu erwähnen sind auch Folgebeschwerden, die auftreten, wenn die Schulter ausgekugelt war. Hier kann es zu einer schmerzhaften Bewegungseinschränkung und Gelenkkapselverklebung kommen, die über Monate, manchmal Jahre, anhält.

Die Chinesen ordnen Schultererkrankungen den »Erkrankungen der 50jährigen« zu, da Schulterbeschwerden häufig um das 45. bis 55. Lebensjahr auftreten.

- **Unbedingt sollte vor der Akupunkturtherapie eine westliche klinische und röntgenologische Diagnostik durchgeführt werden.**
- **Eventuell muß diese auch durch eine neurologische Abklärung ergänzt werden.**
- **Auf keinen Fall darf vor einer Behandlung ein Knochenbruch des Oberarmes, eine mechanische Irritation des Schultergelenkes oder ein die Halswirbelsäule zerstörender Prozeß übersehen werden.**

Finden sich keine derartigen Befunde, so ist der Schulterschmerz prädestiniert für eine Akupunkturbehandlung. **Kein Gelenk des Körpers reagiert besser auf Akupunktur als die Schulter.**

Über die Schulter verlaufen der Dickdarmmeridian, der Dreifache Erwärmer-Meridian und der Dünndarmmeridian. Lokalpunkte dieser Meridiane sowie lokale Schmerzpunkte auch außerhalb der Meridiane werden kombiniert mit Nahpunkten im Bereich des Nackens und des Oberarmes sowie Fernpunkten an der Hand und eventuell am Unterschenkel.

Bei Schultersteife nach Schulterprellung sticht der Akupunkturarzt eine Nadel am Unterschenkel und stimuliert die Nadel, so daß ein Wärme- und Druckgefühl im Unterschenkel entsteht, welches bis zum Knie ausstrahlt. Währenddessen versucht der Patient, die Schulter entspannt zu bewegen und man bemerkt, wie plötzlich Bewegungen, die vorher durch erhebliche Schmerzen der Kapsel und der Schultermuskulatur verhindert waren, schmerzfrei möglich sind. Die Behandlung dauert meist nicht länger als fünf Minuten und eignet sich hervorragend, um ein seit Monaten oder Jahren versteiftes Schultergelenk wieder zu mobilisieren.

Nach Erfahrungen in der Akupunktur-Schmerzambulanz der Düsseldorfer Universitätsklinik ist die Akupunkturtherapie eine effektive Alternative zur längerfristigen Ruhigstellung einer erkrankten Schulter. Gerade bei älteren Menschen wird ja eine bleibende Bewegungseinschränkung der Schulter erst durch die Ruhigstellung eingeleitet. Man sollte also bei diesem Krankheitsbild die Akupunkturbehandlung, unterstützt durch Krankengymnastik und Massage, als Therapie der ersten Wahl einsetzen.

Bei Schultersteife nach Schulterprellung werden **eine bis drei Akupunktursitzungen** benötigt.

Bei Schulterschmerzen, die durch übertragene Schmerzen, ausgehend vom Nacken, bedingt sind, sowie bei chronischen Beschwerden nach Überlastung des Schultergelenkes werden **zwischen fünf und 15 Akupunktursitzungen** benötigt.

Praktisches Beispiel:
Ein neunjähriger Junge besuchte die chirurgische Notfallambulanz der Klinik. Drei Tage zuvor war er im Schwimmbad mit

der Schulter gegen die Badeleiter gestoßen. Dabei hatte er sich eine Schulterprellung zugezogen, die in den letzten zwei Tagen zu erheblichen Schmerzen in der linken Schulter führte. Als er in die Ambulanz kam, konnte er die linke Schulter nicht bewegen. Der gesamte Muskelmantel über der Schulter war schmerzempfindlich. Die angefertigte Röntgenaufnahme zeigte keinen Anhalt für einen Knochenbruch, die Schulter war nicht ausgekugelt. Normalerweise hätte der Junge für etwa zwei Wochen einen Schulter-Arm-Verband zur Ruhigstellung der schmerzhaften Schulter erhalten. Stattdessen führten wir eine Akupunkturbehandlung durch, bei der ausschließlich Akupunkturpunkte an den Beinen genadelt wurden. Während der Behandlung wurde der Junge aufgefordert, den linken Arm im Schultergelenk soweit wie ihm schmerzfrei möglich zu bewegen. Die Akupunktursitzung dauerte zehn Minuten. Danach bewegte der Junge seinen Arm völlig normal – er war vollständig schmerzfrei. Der Junge ging beschwerdefrei nach Hause.
Auch eine Untersuchung nach fünf Tagen zeigte, daß eine einzige Akupunkturbehandlung ausgereicht hatte, um die Beschwerden bleibend zu heilen.

Spannungskopfschmerzen bei oberem Halswirbelsäulen-(HWS-)Syndrom ***

Spannungskopfschmerzen und oberes HWS-Syndrom äußern sich durch dumpfe, allmählich auftretende und über Stunden anhaltende Kopfschmerzen, die, typischerweise vom Nacken ausgehend, bis in die Stirn ausstrahlen. Der Schmerz wird als quälender Druck empfunden, ähnlich einem um den Kopf gespannten Stahlband. Anhaltende Schreibtischarbeit, Lesen mit nach vorn gebeugtem Kopf, Schreibmaschine schreiben, aber auch emotionale psychische Anspannung fördern die Entstehung von Spannungskopfschmerzen.

Spannungskopfschmerzen steigern sich in Häufigkeit und Schmerzintensität meist im Laufe von Monaten und Jahren: anfangs sehr selten, kann der Patient später täglich an ihnen leiden. Die konventionelle Therapie besteht in Schmerzmittelgabe, eventuell Krankengymnastik und Nackenmassage. Häufig nehmen Patienten jedoch auch ergotaminhaltige Präparate, die normalerweise nur bei Migräne verschrieben werden. Diese lassen dann aus einem ursprünglichen Spannungskopfschmerz mit der Zeit einen migräneartigen Kopfschmerz entstehen, der zusätzlich noch eine »Gefäßkopfschmerz«-Komponente zeigt: Übelkeit, Erbrechen, Sehstörungen.

Auch der Spannungskopfschmerz ist eine Erkrankung, die sich hervorragend zur Akupunkturtherapie eignet. Entscheidend ist, daß die schmerzhaften Areale im Nacken exakt lokalisiert werden.

Sie können als Patient entscheidend zum Behandlungserfolg beitragen, wenn man während der Kopfschmerzphasen den Nacken genau abtastet und sich die schmerzhaften Stellen merkt oder markiert.

Häufig sitzen die Areale größter Schmerzhaftigkeit in einer knöchernen Vertiefung hinter dem Ohr und am Unterrand der Hinterhauptsschuppe, wo die Nackenmuskulatur ansetzt. Diese Punkte werden als sogenannte *Ah-Shi*-Punkte genadelt, auch wenn sie nicht auf einem Meridian liegen. Zusätzlich sticht der Arzt mehrere Akupunkturpunkte in der näheren Umgebung der schmerzhaften Areale. Ergänzt wird die Behandlung durch lokale Gesichtspunkte sowie mehrere Fernpunkte am Unterarm, an der Hand und am Fuß. Bei dieser Erkrankung kann auch die Schröpfbehandlung am Nacken eingesetzt werden.

Je nach Dauer der Erkrankung werden **zwischen drei und 15 Behandlungen** benötigt. Handelt es sich bei den Spannungskopfschmerzen um schon seit Jahren bestehende chronische Kopfschmerzen, die eventuell durch einen Schmerzmittelmißbrauch überlagert oder sogar verstärkt sind, muß erst ein Schmerzmittelentzug eingeleitet werden, bevor mit der Akupunktur begonnen werden kann. In Einzelfällen, bei Patienten, die schon seit 20 oder 30 Jahren an Kopfschmerzen leiden, sind **bis zu 30 und 40 Akupunktursitzungen** notwendig. Andrerseits kann der akute Spannungskopfschmerz oft nur mit einer einzigen Behandlung beseitigt werden.

Praktisches Beispiel:
Seit Herr D., 42 Jahre, vor eineinhalb Jahren wegen einer akuten Blinddarmentzündung operiert worden war, hatte er täglich Kopfschmerzen. Täglich nahm er drei bis acht Aspirin-Tabletten. Nur selten erreichte er dadurch Linderung. Von einem Internisten, von einem Orthopäden wie auch von einem Neurologen war er bisher erfolglos behandelt worden.
Bei der Untersuchung des Nackens fand sich ein Druckschmerz an beiden Seiten des Hinterkopfes, wo die Nackenmuskulatur an der Hinterhauptsschuppe ansetzt. Durch Reizung dieser Punkte ließ sich der typische Kopfschmerz, ein ausstrahlender Schmerz über die Schläfe in die Stirn, provozieren. Die Akupunkturbehandlung bestand in der Nadelung der druckschmerzhaften Ah-Shi-Punkte. Drei Nadeln wurden hier eingesetzt. Zusätzlich erhielt Herr D. Nadeln im Nacken. Während die Nadeln an den druckschmerzhaften Punkten nach stärkerer Stimulation schon nach fünf Minuten wieder herausgenommen wurden, blieben die anderen 20 Minuten liegen. Anschließend wurden 2 Akupunkturpunkte am Unterarm gestochen und kräftig stimuliert. Dabei sollte Herr D. den Nacken in den Richtungen bewegen, die ihm normalerweise Schmerzen bereiten. Von Sitzung zu Sitzung nahmen die Beschwerden kontinuierlich ab. Nach zehn Akupunkturbehandlungen ist Herr D. schmerzfrei. Wie vor der Blinddarmoperation, bei der es wahrscheinlich zu einer chronischen Verspannung der Nackenmuskulatur gekommen war, wie es ja nach manchen Narkosen, bedingt durch lange Operationsdauer oder bestimmte Lagerung des Kopfes zu beobachten ist, ist Herr D. auch 2 Jahre nach der Akupunkturtherapie völlig beschwerdefrei.

Ellbogenschmerzen bei Knochenhautentzündung, Tennisarm, Golfersarm (Epicondylitis humeri radialis, Epicondylitis humeri ulnaris) ***

Eine der häufigsten schmerzhaften Erkrankungen des Ellbogengelenkes ist der Tennisarm, ein Reizzustand der Strecksehnenansätze am äußeren Ellbogenknöchel. Dort entsteht ein stechender Schmerz, sobald Hand oder Unterarm, wie zum Beispiel beim Tennis oder auch beim einfachen Händedruck, belastet werden. Ist der Schmerz an der Außenseite des Ellbogens lokalisiert, so spricht man vom Tennisarm, befindet er sich hingegen an der Innenseite des Ellbogengelenkes, vom Golfersarm.

Die konventionelle Therapie besteht in der Gabe von entzündungshemmenden Medikamenten und lokalen Injektionen, auch Kortisoninjektionen, oder Ruhigstellung des Armes auf einer Gipsschiene. Leider bleiben diese Therapiemaßnahmen oft unbefriedigend, und beide Erkrankungen neigen immer wieder dazu, chronisch zu werden; häufig leiden Patienten monate- oder jahrelang an den Beschwerden.

Sowohl der Tennisarm als auch der Golfersarm lassen sich gut mit Akupunktur behandeln. Die Nadeln werden dort gegeben, wo der stärkste Druckschmerz am Ellbogengelenk sitzt. Zusätzlich sticht man

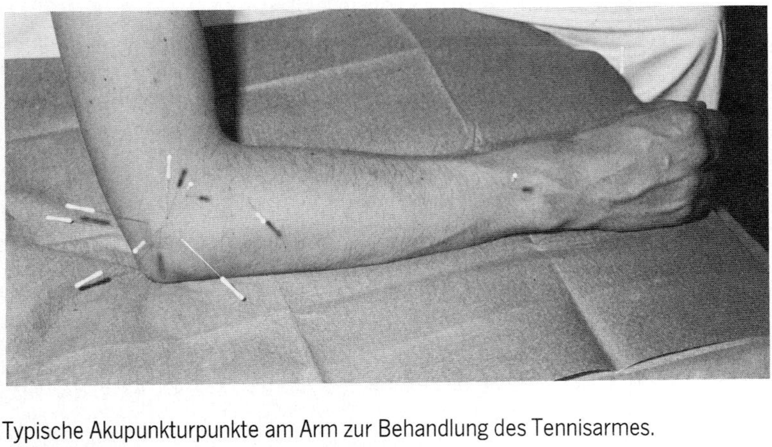

Abb. 20 Typische Akupunkturpunkte am Arm zur Behandlung des Tennisarmes.

Punkte am Unterarm und an der Hand, eventuell auch am Bein. Begleitend kann eine lokale Moxabehandlung helfen. Während der Zeit der Akupunkturbehandlung und für vier bis acht Wochen danach sollten – vor allem sportliche – Belastungen vermieden werden.

Der eigentlichen Erkrankung des Tennisarmes, die sich in Schmerzen am Ellbogenknochen äußern, geht häufig eine Phase der muskelkaterartigen Verspannungen der Unterarmmuskulatur voraus. Dies sind erste Belastungsreaktionen, die zu einer Abnahme der Elastizität der Muskulatur führen, wodurch sich jede Bewegung und Kraftanwendung, ohne abgedämpft zu werden, auf das Ellbogengelenk überträgt. Schließlich entsteht daraus eine Knochenhautentzündung, der Tennisarm. Solange aber noch ausschließlich die Verspannung der Unterarmmuskulatur besteht, genügen ein bis zwei Akupunkturbehandlungen, um die Beschwerden zu beseitigen und die drohende Entwicklung eines langwierigen Tennisarmes zu verhindern.

Bei Tennis- und Golfersarm werden **fünf bis sechs,** maximal **15 bis 20 Sitzungen** benötigt.

Praktisches Beispiel:
Seit neun Monaten litt Frau C. an stechenden Schmerzen am rechten Ellbogen, ausgelöst durch ein engagiertes Tennisspiel nach längerer Pause. Viele Bewegungen des Armes waren behindert. Schon ein einfacher Händedruck oder das Eingießen des Kaffees löste den stechenden Schmerz aus. Der Orthopäde diagnostizierte einen Tennisarm. Salbeneinreibungen, Ruhigstellung des Armes auf einer Gipsschiene, mehrere Spritzen, darunter auch vier Kortisoninjektionen, brachten keine Besserung. Als die Schmerzen trotz der langen Erkrankungsdauer eher noch zunahmen, entschloß sie sich zu einer Akupunkturbehandlung.
Bei jeder Sitzung erhielt Frau C. im schmerzenden Bereich des rechten Ellbogens sogenannte Ah-Shi-Punkte (s. S. 20) und zusätzliche Lokalpunkte; unter ihnen versteht man Akupunkturpunkte, die in der Nähe des Erkrankungsortes liegen. Anschließend wurden Fernpunkte am Bein stimuliert. (Fernpunkte sind vom eigentlichen Erkrankungsort möglichst weit

entfernt gelegene Punkte, die auf Grund bestimmter Meridianbeziehungen eingesetzt werden und gerade bei akuten Schmerzen sehr wirkungsvoll sind.) Währenddessen bewegte und massierte Frau C. ihren Ellbogen, und innerhalb weniger Minuten bemerkte sie ein deutliches Nachlassen ihrer Beschwerden. Siebenmal mußte die Akupunkturbehandlung wiederholt werden. Danach war Frau C. schmerzfrei. Zwei Wochen später begann sie erneut Tennis zu spielen. Auch fünf Jahre nach der Akupunkturbehandlung ist Frau C. beschwerdefrei.

Rückenschmerzen, Hexenschuß (Lumbalgie)***

Rückenschmerzen können durch die unterschiedlichsten Ursachen bedingt sein. So entstehen Schmerzen im Lendenbereich oft alleine durch Verspannungen der Muskulatur. Auch kann es durch Haltungsfehler und dadurch bedingte Fehlbelastungen der Wirbelsäule zu Gelenkveränderungen in den kleinen Wirbelgelenken kommen. Schmerzen im Lendenwirbelbereich, die mitunter bis in den Oberschenkel oder ins Knie ausstrahlen, sind die Folge. Nicht immer ist ein sogenannter Bandscheibenvorfall, auch wenn dieser im Computer-Tomogramm zu erkennen ist, für die Beschwerden verantwortlich zu machen.

Die herkömmliche konservative Therapie besteht in der Gabe von Schmerzmitteln, muskelentspannenden Medikamenten und krankengymnastischen Übungsbehandlungen sowie Wärmeanwendungen.

Bestehen Rückenschmerzen nicht länger als ein Jahr und liegen keine maßgeblichen anatomischen Veränderungen vor, so sprechen die Beschwerden gut auf Akupunktur an. Die Nadeln werden in die schmerzhaften Muskelareale gestochen. Zusätzlich sticht man Punkte des neben der Wirbelsäule verlaufenden Blasenmeridians sowie Punkte auf der Wirbelsäule selbst. Außerdem werden Fernpunkte am Knie und am Unterschenkel stimuliert. Normalerweise werden **zwischen fünf und 15 Akupunktursitzungen** benötigt.

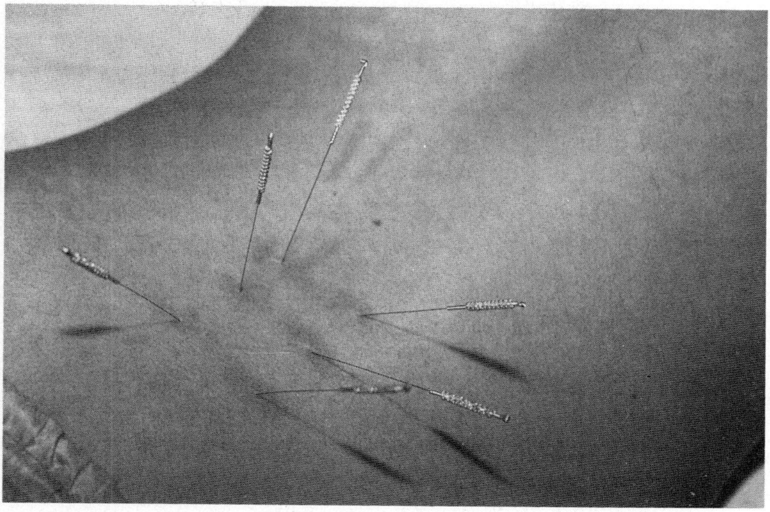

Abb. 21 Typische Lokalpunkte des Blasen- und sogenannten Du-Meridians, die bei Rückenschmerzen gegeben werden. In der Nähe der Einstichstelle sieht man eine Verfärbung der Haut (Rötung); dies ist durch eine Hormonausschüttung (Histamin) bedingt.

Ausgezeichnet reagiert der sogenannte *Hexenschuß* auf die Akupunktur. Der nach einer unglücklichen Bewegung plötzlich einschießende Rückenschmerz läßt sich meist mit nur einer einzigen Akupunkturbehandlung beseitigen. Hierzu werden Punkte am Unterarm oder am Unterschenkel mit der Nadel stark stimuliert, so daß – wie immer bei der Behandlung akuter Erkrankungen notwendig – ein De-Qi-Gefühl entsteht. Sobald der Patient dieses Wärme- und Druckgefühl spürt, muß er beginnen, sich langsam im Lendenwirbelsäulenbereich zu bewegen. Innerhalb von Minuten läßt der Rückenschmerz nach, und der Patient gewinnt zunehmende Bewegungsfreiheit.

Vom Rücken in das Bein ausstrahlende Schmerzen, Ischiasschmerzen (Ischialgie) ***

Der Ischiasschmerz unterscheidet sich vom einfachen Rückenschmerz durch seine Ausstrahlung ins Bein bis zum Fuß. Meist strahlen die Schmerzen an der Außenseite des Beines entlang aus, und man kann das Bein nicht mehr belasten. Zuweilen treten die Beinschmerzen auch ohne begleitenden Rückenschmerz auf. Ischialgien werden öfter als einfache Rückenschmerzen durch eine Vorwölbung der Bandscheibe verursacht, so daß die Bandscheibe das Rückenmark einengt und auf bestimmte Nerven drückt. Ist dieser Bandscheibenvorfall zu massiv, muß operiert werden. Nicht immer jedoch ist die Operation das Mittel der Wahl. Manche Experten sind heute der Überzeugung, daß eine Bandscheibenvorwölbung zwar Fasern des Ischiasnerven reizen kann, dieser Reiz an sich jedoch nicht schmerzhaft ist, sondern nur eine Anfälligkeit des Ischiasnerven für Überlastungen, unglückliche Bewegungen, Zugluft oder Kälte begünstigt. Vielen Patienten mit Ischiasbeschwerden ist deswegen besser als durch eine Operation mit konservativen Maßnahmen zu helfen.

Dazu gehört auch die Akupunktur. Zwar reagieren einfache Rückenschmerzen schneller auf eine Akupunkturbehandlung, doch kann man mit der Akupunktur oft auch eine Ischialgie, die anderen herkömmlichen Behandlungsmethoden trotzt, noch nach jahrelangem Krankheitsverlauf zum Abklingen bringen. In der chinesischen Medizin richtet sich die Behandlung der Rückenschmerzen und Ischialgien zwar vornehmlich nach den betroffenen Akupunkturmeridianen, doch muß durch eine entsprechende chinesische Diagnostik abgeklärt werden, ob die Anfälligkeit für Rückenschmerzen und Ischialgien nicht auf einer Schwächung des Funktionskreises der Niere beruht. Hier ist dann eventuell eine zusätzliche Moxatherapie notwendig. Manchmal muß eine kombinierte Akupunktur-/Schröpfkopfbehandlung eingesetzt werden.

Patienten, die schon ein- oder mehrmals an der Wirbelsäule operiert worden sind, stellen auch für die Akupunktur ein Problem dar. Zu große anatomische Veränderungen wie zum Beispiel von außen nicht sichtbares, die Nerven umklammerndes Narbengewebe können die Erfolgsaussichten einer Akupunkturbehandlung erheblich mindern.

Bei Ischialgie sind durchschnittlich zwischen **zehn und 25 Behandlungen** erforderlich. Patienten, die schon an der Wirbelsäule operiert wurden, benötigen auf jeden Fall **zwischen 20 und 30,** manchmal sogar **40 Sitzungen.** Auch damit erzielt man u. U. keinen Behandlungserfolg oder nur eine kurzfristige Beschwerdebesserung.

Praktisches Beispiel:
Frau G., 29 Jahre, litt nach der Geburt ihrer zweiten Tochter, neun Monate an Rückenschmerzen, etwa eine Handbreit links neben der Wirbelsäule am Übergang von Lendenwirbelsäule zum Kreuzbein gelegen. Trotz Therapieversuchen mit schmerz- und entzündungshemmenden Medikamenten wurden die Beschwerden immer stärker. Da auch eine stationäre Infusionsbehandlung nicht anschlug, entschied sie sich schließlich für eine Akupunkturtherapie. Von der dritten Sitzung an wurden die Schmerzen geringer. Nach der achten Akupunkturbehandlung war Frau G. schmerzfrei.

Schmerzen im Bereich der Zwischenrippennerven ** (Interkostalneuralgie)

Interkostalneuralgien verursachen scharfe, plötzlich in die Rippen einschießende Schmerzen und werden wahrscheinlich durch minimale Fehlstellungen zwischen den einzelnen Brustwirbelkörpern sowie durch lokalisierte Muskelverhärtungen (Myogelosen) bedingt. Treten Interkostalneuralgien gehäuft auf, so muß unbedingt eine gründliche Diagnose andere Ursachen für diese Beschwerden ausschließen. Wenn nachgewiesen ist, daß es sich bei den Interkostalneuralgien nicht um Symptome einer schwerwiegenderen Erkrankung handelt, ist eine Akupunkturtherapie zu empfehlen.

Die Anzahl der Behandlungen reicht von **einer bis zu 20 Akupunktursitzungen.**

Schmerzen im Hüftgelenk (Koxalgien) bei Hüftgelenkverschleiß (Koxarthrose) *

Schmerzen im Hüftgelenk treten vermehrt bei älteren Menschen auf und sind meist Ausdruck eines Verschleißes im Hüftgelenk.

■ Beschwerden im Hüftgelenk sind von Schmerzen, die von der Wirbelsäule ausstrahlen und zuweilen eine Hüftgelenkserkrankung vortäuschen können, unbedingt zu unterscheiden.

Die Akupunkturbehandlung von Hüftgelenkschmerzen ist nicht einfach. Von allen Körpergelenken lassen sich Beschwerden im Hüftgelenk am schwersten mit Akupunktur beeinflussen. Trotzdem kann bei manchen Patienten ein Therapieversuch mit Akupunktur ratsam sein, insbesondere dann, wenn ein künstlicher Hüftgelenksersatz nicht möglich ist oder wenn sich keine sicheren Ursachen für die Beschwerden finden lassen, die man durch andere Therapieformen angehen könnte.

Bei der Akupunktur des Hüftgelenkes setzt man besonders lokale Akupunkturpunkte ein. Zusätzlich behandelt man, wie bei vielen chronischen Gelenkerkrankungen, bei dieser Erkrankung auch mit Moxibustion.

Knieschmerzen bei Kniegelenksverschleiß,** Knorpelschaden der Kniescheibe, Patellaspitzen-Syndrom (Gonarthrose, Chondropathia patellae)

Die Kniegelenksarthrose tritt meist bei älteren Menschen auf und zeigt sich durch eine diffuse, belastungsabhängige Schmerzhaftigkeit im Kniegelenk, oft mit Veränderung der Gelenkskonturen und teigiger Schwellung der Kniegelenkskapsel. Hiervon müssen Knieschmerzen unterschieden werden, die durch Veränderungen am Kniescheibenknorpel hervorgerufen werden, oder solche Beschwerden, deren Ursache ein Reizzustand der an der Kniescheibe ansetzenden Sehnen ist. Hierzu zählt das Patellaspitzen-Syndrom. Das Patellaspitzen-Syndrom und Veränderungen am Kniescheibenknorpel treten eher bei jüngeren Menschen und Sportlern auf.

Im Gegensatz zu Beschwerden am Hüftgelenk lassen sich Schmerzen des Kniegelenkes außerordentlich gut mit Akupunktur behandeln. Gerade bei Gonarthrose, bei der viele konventionelle Therapien erfolglos bleiben, leistet die Akupunktur gute Dienste.

Gleiches gilt auch für die Behandlung des Kniescheibenknorpelschadens und des Patellaspitzen-Syndroms. Hier werden mehrere Nadeln direkt am Kniegelenk und um die Kniescheibe herum gestochen. Eventuell wendet man zusätzlich Moxibustion an.

Die Akupunkturtherapie sollte gerade bei den letztgenannten Krankheitsbildern durch krankengymnastische Übungsbehandlungen der Oberschenkelmuskulatur ergänzt werden.

Bei Gonarthrose kann man beobachten, wie sich die Beschwerden innerhalb von **fünf bis fünfzehn Akupunktursitzungen** erheblich bessern oder vollständig abklingen, obwohl die zu der Kniegelenksarthrose gehörenden degenerativen Knochenveränderungen am Kniegelenk weiterhin röntgenologisch zu erkennen sind.

Praktisches Beispiel:
Schmerzen beim Sitzen und Autofahren.
Herr B., 46 Jahre, litt seit zwei Jahren an Knieschmerzen, die sich vor allem hinter der Kniescheibe lokalisierten. Besonders das Treppensteigen verursachte starke Beschwerden, auch hatte er erhebliche Schmerzen bei längerem Sitzen. Dies störte ihn vor allem beim Autofahren. Inzwischen hatte er, da bisher alle Behandlungsmaßnahmen ohne maßgeblichen Erfolg blieben, viermal seinen orthopädisch behandelnden Arzt gewechselt. Schließlich mußte er in der Klinik stationär aufgenommen werden. Beide Kniegelenke waren inzwischen erkrankt. Herr B. konnte nur noch mit Hilfe zweier Gehstützen laufen.
Herr B. erhielt an 13 aufeinanderfolgenden Tagen Akupunkturbehandlungen, wobei besonderes Gewicht auf die Gabe von Lokalpunkten mit einem kräftigen De-Qi-Gefühl gelegt wurde. Die Beschwerden besserten sich zusehends. Nach zwei Wochen konnte er ohne Gehhilfe nahezu schmerzfrei entlassen werden.

Wadenmuskelkrämpfe***

Krämpfe der Wadenmuskulatur treten nicht nur nach sportlicher Belastung auf. Viele Menschen leiden an nächtlichen Wadenkrämpfen, die sich vor allem in den frühen Morgenstunden bemerkbar machen und nur schwer zu behandeln sind. Vor Einsatz der Akupunkturtherapie muß abgeklärt werden, ob es sich bei den Beschwerden nicht um Symptome eines Elektrolytungleichgewichtes, insbesondere eines Kalium- oder Magnesiummangels handelt; treten Wadenkrämpfe nach kurzen Gehstrecken auf, ist dies ein Hinweis auf arterielle Durchblutungsstörungen, bei denen u. U. auch eine operative Therapie erwogen werden muß. Häufig findet man jedoch keine Ursache für die nächtlich auftretenden Wadenkrämpfe. Es handelt sich dann um sogenannte funktionelle Erkrankungen, die zwar mit erheblichen Beschwerden einhergehen, für die sich jedoch trotz aufwendiger Untersuchungen keine anatomische oder physiologische Ursache finden läßt. Manchmal bekommen diese Patienten zu hören, daß sie nach allen klinischen Untersuchungen und Befunden eigentlich gesund sein müßten, und man nichts für sie tun könne.

Die Akupunktur eignet sich gut zur Behandlung dieser Beschwerden. Es werden viele lokale Punkte im Bereich der Wadenmuskulatur gegeben, zusätzlich aber auch Fernpunkte der entsprechenden Meridiane und allgemein auf die Muskulatur und Durchblutung wirkende Punkte.

Zwischen drei und zehn Behandlungen sind im allgemeinen erforderlich.

Zerrung des Sprunggelenkes**, Schmerzen an der Achillessehne*** (Sprunggelenksdistorsion, Achillodynie)

Bei schmerzhaften Entzündungen der Achillessehne hilft die Akupunktur auch bei hartnäckigen Fällen oft hervorragend. Beginnt man mit der Akupunkturtherapie im Anfangsstadium der Erkrankung, reichen zwei bis sechs Sitzungen; **bei chronischer Achillodynie zehn bis zwanzig Behandlungen.**

Schmerzen und Schwellungen nach Zerrungen des Sprunggelenkes eignen sich gut für eine Akupunkturtherapie. Die Akupunktur wirkt schmerzlindernd, abschwellend und beschleunigt den Heilungsverlauf: **Zwei bis zehn Behandlungen.**

Rheumatoide Arthritis**

Rheumatische Gelenkerkrankungen sind vornehmlich durch das Auftreten von gleichzeitigen Entzündungen an verschiedenen Körpergelenken charakterisiert. Befallen sind am häufigsten die kleinen Gelenke der Finger und Zehen sowie Hand- und Fußgelenke. Auf die Dauer führen die Gelenkveränderungen zu starken Schmerzen und Gelenkdeformitäten sowie Bewegungseinschränkungen. Die schulmedizinische Therapie gehört in die Hand erfahrener Rheumatologen.

Ein Therapieversuch mit Akupunktur ist bei dieser Erkrankung immer zu empfehlen. Da es sich bei der rheumatischen Erkrankung um eine Erkrankung handelt, die sich zwar an verschiedenen Gelenken ausdrückt, aber den ganzen Menschen mit einbezieht, sollte die Akupunkturtherapie nicht ohne eingehende chinesische Diagnose erfolgen. Die Chinesen beschreiben ein sogenanntes *Bi-Syndrom,* welches dem Erkrankungsbild des Rheumas ähnelt. Krankheitserregende Faktoren des Bi-Syndroms sind Wind, Kälte und Feuchtigkeit. Je nach Körperkonstitution und Stärke der äußeren krankheitsverursachenden Faktoren können sich unterschiedliche Krankheitsbilder entwickeln. Neben der Akupunkturbehandlung der einzelnen Gelenke durch lokale Nadeln müssen somit auch allgemein wirksame Akupunkturpunkte gegeben werden und Akupunkturpunkte, die bestimmte energetische Wirkung im Sinne des 5-Elemente-Systems haben. Die Symptome der Krankheit bessern sich meist deutlich. Gelenkveränderungen und Gelenkversteifungen lassen sich mit Akupunktur aufhalten.

Anfänglich wird zwei- bis dreimal pro Woche eine Akupunktursitzung durchgeführt, später reichen Wiederholungsbehandlungen einmal pro Woche. Zusätzlich zur Akupunktur wird häufig noch die Moxibustion eingesetzt, gerade wenn die chinesische Diagnose ergeben hat, daß Kälte- und Feuchtigkeitsfaktoren die Krankheit verursachen. Auch sollte wenn möglich, jedenfalls zeitweise, eine die Akupunktur unterstützende Ernährungstherapie nach den 5 Elementen erfolgen.

Hauterkrankungen

Schlecht heilende Wunden am Unterschenkel, offene Unterschenkelgeschwüre (Ulcus cruris) ***

Geschwüre an den Unterschenkeln sind meistens durch venöse Durchblutungsstörungen bedingt. Häufig finden sie sich bei alten Menschen, bei langjährigen Diabetikern oder nach einer Beinvenenthrombose. Leider haben diese Geschwüre oft eine sehr schlechte Heilungstendenz, so daß nicht wenige Patienten trotz intensiver hautärztlicher Therapie über Jahre hin an diesen Geschwüren leiden.

Die Ursache der Unterschenkelgeschwüre liegt in einer krankhaft vermehrten Flüssigkeitsansammlung im Bereich des Geschwürs, welche durch einen gestörten venösen Rückfluß bedingt sein kann. In der chinesischen Medizin wird das Unterschenkelgeschwür als Flüssigkeitsstauung und somit als Yin-Stauung angesehen. Tatsächlich findet man das Unterschenkelgeschwür meist zwei bis drei Querfinger über dem Innenknöchel gelegen, genau dort, wo die 3 Yin-Meridiane (Leber-, Nieren- und Milz-Pankreas-Meridian) des Unterschenkels sich am nächsten kommen. Mit der Akupunktur versucht man diese Yin-Stauung aufzulösen. Hierzu werden in der Nähe des Geschwürs gelegene Punkte und Fernpunkte der betroffenen Meridiane gestochen. Zusätzlich vermindert man mit der Akupunktur die Tendenz des Gesamtorganismus, zuviel Flüssigkeit zu speichern. Hierzu gibt man allgemeinwirksame Akupunkturpunkte.

Ganz besonders hat sich bei der Behandlung schlecht heilender Wunden der Einsatz der Soft- oder Middlepowerlaser bewährt. Hierbei geben Lasergeräte das Laserlicht so schwach ab, daß man auf der Haut keinerlei Erwärmung bemerkt. Bei dieser Laserbehandlung ist ausschließlich das kohärente Rotlicht, nicht aber eine etwaige Erwärmung der Haut von therapeutischer Bedeutung.

Eventuell wird zusätzlich zu der Akupunktur- und Laserbehandlung auch die Moxatherapie vom Arzt angewandt. Tatsächlich läßt sich mit einem kombinierten Einsatz dieser Methoden oft auch ein über Jahre bzw. Jahrzehnte bestehendes Geschwür ausheilen.

Praktisches Beispiel:
Frau S., 52 Jahre alt, seit 30 Jahren insulinpflichtige Diabetikerin, leidet seit zwölf Jahren an einer offenen Stelle am Unterschenkel. Bei Beginn der Akupunkturbehandlung erzählt sie, daß bisher alle möglichen konventionellen Therapieformen mit Salbenbehandlung der Wunde, ja sogar das Einstreuen von Zucker in die Wunde erfolglos blieben. Sie muß das nässende Geschwür täglich zwei- bis dreimal verbinden. Es hat einen Durchmesser von 4 cm. Vor der Akupunkturbehandlung erfolgte eine Überprüfung der Insulineinstellung und eine internistische Abklärung etwaiger Begleiterkrankungen.
Da Frau S. zusätzlich Übergewicht hat und die Haut insgesamt in mehreren Bereichen wäßrig geschwollen ist – auch der Zungenkörper ist wäßrig aufgetrieben (ödematös) –, beginnt die Akupunkturbehandlung mit allgemein auf den Wasserstoffwechsel des Körpers wirkenden Punkten. Nach der dritten Behandlung werden vier Lokalpunkte im Umkreis des Geschwürs gestochen, zusätzlich Punkte des Nieren-, Milz-Pankreas und Lebermeridians, also derjenigen Meridiane, die durch den Bereich des Geschwürs hindurchziehen. Frau S. erhält ein Softlasergerät, mit dem sie das Geschwür täglich zweimal je fünf Minuten lang bestrahlt. Vom fünften Tag der Behandlung an verfärben sich zuerst die Ränder des Geschwürs weißlich, Frau S. bemerkt ein Ziehen im Geschwür. In den nächsten Tagen beginnt sich der Umkreis des Geschwürs allmählich zu verkleinern.
Insgesamt dauerte es vier Wochen, bis das Geschwür vollständig abgeheilt war.

Akne**

Wie vor jeder anderen Therapie bei Akne müssen auch parallel zur Akupunkturbehandlung die Ernährungsgewohnheiten umgestellt werden.

Mit der Akupunktur trocknet man die insgesamt eher fettige Haut aus und versucht ihre Fähigkeit zu steigern, Schadstoffe, Talg und Flüssigkeit nach außen abzugeben. Hierzu werden durchblutungsfördernde Nahpunkte im Bereich der befallenen Hautstellen, Meridianfernpunkte und allgemeine auf den Stoffwechsel wirkende Punkte gestochen. Besonders erfolgreich ist eine Akupunkturbehandlung, die bei der Auswahl der Punkte die Prinzipien der 5 Elemente berücksichtigt.

Zum Austrocknen der Haut, zur Erhöhung des Yang – die Akne ist eine typische Yin-Erkrankung der Haut – wird zusätzlich Moxa eingesetzt. Unterstützen kann man die Akupunkturbehandlung durch eine zeitlich begrenzte Ernährungstherapie nach traditionell chinesischen Empfehlungen.

Handelt es sich um eine seit Jahren bestehende Akne, dann muß man mit einer **längeren Folge** von Akupunkturbehandlungen rechnen.

Herpes labialis***

Am häufigsten befällt der Herpesvirus die Mundlippen und führt zu schmerzhaften Hautläsionen. Selten leiden Patienten unter einem chronischen Herpes an der Lippe. Im allgemeinen wird die Herpeserkrankung der Lippe als Ausdruck einer zeitweilig gestörten Abwehrfunktion des Körpers angesehen, wie sie z. B. bei einer gewöhnlichen Grippe oder auch bei Kindern bei bestimmten Lungenentzündungen auftreten kann.

Außerordentlich gut reagiert diese Erkrankung auf Laserbehandlung.

Wichtig ist, daß mit der Lasertherapie erst vom dritten Erkrankungstag an begonnen wird.

Setzt man zu früh den Laser ein, so kommt es zu einer Verstärkung der Erkrankung, das Herpesgeschwür an der Lippe kann richtig »aufblühen«. Im allgemeinen läßt der Wundschmerz schon zwei bis vier Stunden nach der Bestrahlung nach.

Da es sich bei der Herpeserkrankung der Lippen um eine Störung der Magenenergie handelt (nach den 5 Elementen gehört der Mund und der Magen zum Erdelement), empfehlen die Chinesen als Ernährungstherapie am ersten Erkrankungstag eine Diät mit gekochtem Reis.

Normalerweise ist das Geschwür **innerhalb von einem bis zwei Tagen** abgeheilt.

Herpes genitalis**

Die genitale Herpeserkrankung ist mit Akupunktur schwieriger zu beeinflussen als der einfache Herpes der Lippe. Im Prinzip wird hier eine Kombination der Nadel- und Laserbehandlung angewandt. Gewählt werden Nahpunkte und Fernpunkte des Lebermeridians. Nach chinesischen Vorstellungen gehören die Genitalien zum Funktionskreis der Leber, und sehr häufig findet man tatsächlich Begleitsymptome, die auf eine Störung in diesem Funktionskreis hinweisen.

Schmerzen bei und nach Gürtelrose** (Herpes zoster), Chronische Post-Zoster-Neuralgie*

Die Gürtelrose ist eine tückische Erkrankung. Im allgemeinen äußert sie sich durch ein brennendes Gefühl der Haut mit nachfolgend auftretenden, in Gruppen zusammenstehenden, kleinen wassergefüllten Bläschen. Meist tritt die Erkrankung im Bereich des Brustkorbs oder des Bauches auf, im Prinzip kann aber praktisch jede Körperstelle befallen werden: Berüchtigt ist besonders die Herpes-zoster-Erkrankung des Auges. Zuweilen kann die Herpes-zoster-Erkrankung ein Hinweis auf eine ernstere Störung innerer Organe sein.

Die konventionelle Therapie setzt schmerzlindernde, die Entzündung hemmende und das Wachstum der Viren hemmende Medikamente ein. Besonders bei älteren Menschen können während und jahrelang nach der Erkrankung quälende Schmerzen auftreten.

Gerade im Hinblick auf die bei älteren Menschen drohenden Nervenschmerzen muß die Akupunkturbehandlung frühzeitig begonnen werden.

Der Krankheitsverlauf wird verkürzt, und die Beschwerden während der akuten Phase der Herpes-zoster-Erkrankung werden erheblich gemildert.

Die nach einer Zosterneuralgie auftretenden Nervenschmerzen (Post-Zoster-Neuralgien) lassen sich zwar mit Akupunktur behandeln – zuweilen können sogar die Schmerzen ganz beseitigt werden –, doch insgesamt hat sich in den letzten Jahren gezeigt, daß die Akupunktur nur bei etwa 30% der an der Post-Zoster-Neuralgien leidenden Patienten helfen kann. Auch die vergleichsweise ungünstige Prognose, wenn die Behandlung erst im späteren Verlauf der Erkrankung beginnt, unterstreicht, wie wichtig es ist, bei Herpes-zoster-Erkrankung gleich im Anfangsstadium Akupunktur anzuwenden, zumindest als Begleitmaßnahme neben medikamentöser Therapie. 10–40 Behandlungen sind erforderlich.

Schuppenflechte (Psoriasis) **

Die Schuppenflechte ist eine Hauterkrankung, die, wie der Name sagt, zu vermehrter Hornhautabschilferung führt. Dies äußert sich in zum Teil abblätternden weißen Hautbelägen mit umgebender Rötung. Häufig wird die Krankheit von starkem Juckreiz begleitet.

Die konventionelle Therapie ist äußerst variabel; in vielen Fällen bessert sich die Schuppenflechte, wenn die Haut extremer Sonnenbestrahlung ausgesetzt wird. So berichten viele Patienten, daß ihre Beschwerden nach einem mehrwöchigen Kuraufenthalt am Toten Meer nachließen.

Wird die Schuppenflechte mit Akupunktur behandelt, so ist es Ziel der Therapie, die immer wieder chronisch auftretende Erkrankung in ihrem Ausprägungsbild zu bessern. Im Vordergrund steht dabei die lokale Durchblutungsförderung im Bereich der Hautbeläge, die mit lokalen Punktkombinationen erreicht wird. Will man die Erkrankung dauerhaft bessern, müssen auch hier die energetischen Verhältnisse in den einzelnen Organen berücksichtigt und eine entsprechende energetische Akupunkturtherapie durchgeführt werden: Man muß versuchen, den energetischen Zustand besonders der Lunge zu behandeln, weil dieses Organ mit der Haut assoziiert wird, aber auch die äußeren Körperschichten des Patienten zu stimulieren.

Da es sich bei der Psoriasis um eine typische Yin-Erkrankung der Haut handelt, setzt man die Moxatherapie ein. Daneben ist auch die chinesische Ernährung bei diesem Krankheitsbild von Bedeutung. Akupunkturbehandlungszyklen von 7–15 Sitzungen müssen bei der Schuppenflechte in Abständen wiederholt werden.

Neurodermitis**

Bei dieser Erkrankung ist die Haut gerötet und meist mit juckenden Bläschen versehen. Sie beginnt im Säuglingsalter und kann einen Menschen das ganze Leben lang begleiten. Die allergieartige Erkrankung zeigt milde bis äußerst unangenehme Verlaufsformen. Die konventionelle Therapie ist oft machtlos.

Diese Erkrankung stellt eine außerordentliche Herausforderung für die Akupunktur dar: Der Akupunkturarzt muß der Therapie eine nach allen Regeln der chinesischen Kunst mögliche energetische 5 Elemente-Diagnostik zugrundelegen und es sind viele Akupunktursitzungen notwendig, ehe man mit Sicherheit eine Besserung des Krankheitsbildes erwarten kann.

Angesichts der Tatsache, daß Neurodermitis mit Mitteln der Schulmedizin therapeutisch so schwer anzugehen ist, ist ein Therapieversuch mit Akupunktur lohnend. Da die Erkrankung meist schon im Kindesalter beginnt, sollte man auch schon zu diesem Zeitpunkt mit der Akupunkturtherapie beginnen. Erfahrungsgemäß zeigt es sich, daß Kinder sehr schnell und anhaltend auf Akupunkturtherapie reagieren.

Häufig wird neben der Akupunktur auch die Moxatherapie eingesetzt. Wie bei vielen Hauterkrankungen, sollte auch bei Neurodermitis zusätzlich eventuell die Elektrostimulation der Akupunkturnadeln erfolgen.

Die Therapiedauer beträgt **zehn und mehr Sitzungen.**

Warzen*

Auch bei therapieresistenten Warzen, die an der Hand oder besonders an der Fußsohle zu monströser Größe anwachsen können und so zu erheblichen Beschwerden führen, sollte man eine Akupunkturbehandlung durchführen. Behandelt wird eine Warze durch mehrere Akupunkturnadeln, die kreisförmig um das Zentrum herum gestochen werden. Zusätzlich gibt man Nah- und Fernpunkte des von der Warze betroffenen Meridians. Eventuell ist Moxa angebracht.

Die Therapiedauer beträgt **zwischen vier und zehn Sitzungen.**

Nervenerkrankungen

Gefäßbedingter (vaskulärer) Kopfschmerz (Migräne) ***

Kopfschmerzen sind eine der bekanntesten Anwendungsgebiete für die Akupunktur. Gerade bei diesem Krankheitsbild etabliert sich die Akupunktur als Therapie der Wahl. Mit der Akupunktur sind bei Patienten, die über Jahre an chronischen Kopfschmerzen mit erheblichem Medikamentenmißbrauch leiden, in ca. 80% der Fälle wesentliche Besserungen oder Heilungen zu erzielen. Diese Zahlen werden immer wieder durch einschlägige Untersuchungen zur Akupunkturtherapie dieses Krankheitsbildes belegt.

Bei der Interpretation der Kopfschmerzsymptome nach chinesisch-diagnostischen Kriterien wird zuerst die Zuordnung des Kopfschmerzes zu bestimmten über den Kopf ziehenden Meridianen berücksichtigt. So gibt es im wesentlichen vier Kopfschmerztypen: Am häufigsten ist der Gallenblasenkopfschmerz, welcher dem halbseitigen Schläfenkopfschmerz entspricht, gefolgt vom Magenkopfschmerz, auf der Stirn lokalisiert, dann der Blasenkopfschmerz, der im mittleren und oberen Anteil der Stirn gelegen ist und von dort zum Nacken zieht; schließlich folgt Leberkopfschmerz, genau auf der Schädelhöhe.

Weiterhin von Bedeutung sind Begleitsymptome, wie Schwindel, Übelkeit, Erbrechen oder auch Reizung der Augen. Sie weisen ihrerseits auf andere Organkreise hin. Zusätzlich versucht der Arzt herauszufinden, ob es sich um einen sogenannten Fülle- oder Leere-Kopfschmerz handelt, also um einen Energieexzeß in dem jeweils betroffenen Meridian oder aber um einen Energiemangelzustand. Bei der Kopfschmerztherapie ist neben der allgemeinklinischen Diagnostik auch die Zungendiagnose und eventuell die Pulsdiagnose bedeutsam.

Therapiert wird mit mehreren Nahpunkten am Kopf, kombiniert mit Fernpunkten an der Hand, am Handgelenk und Unterarm sowie am Unterschenkel. Sind die vorherrschenden Begleitsymptome einer Migräne zum Beispiel Übelkeit oder Erbrechen, so werden auch

Punkte am Bauch gestochen. Viele Kopfschmerzpatienten benötigen, da es sich um eine chronische Erkrankung handelt, eine das allgemeine Yin des Körpers aufbauende Therapie, wozu sich neben der Akupunktur auch die Ernährungstherapie eignet. Eventuell wird zusätzlich auch die Moxatherapie angewandt.

Bevor der Kopfschmerz ganz aufhört, ändert sich meist zuerst die Häufigkeit des Auftretens, auch können die typischen Kopfschmerz-Tageszeiten wechseln, oder der Charakter des Kopfschmerzes wandelt sich. In den meisten Fällen reduzieren sich zuerst die Übelkeit und das Erbrechen. Auch der den Kopfschmerz begleitende Schwindel läßt sich schneller erfolgreich therapieren als die Kopfschmerzen selbst.

Chronischer Kopfschmerz kann nicht durch ein oder zwei Akupunkturbehandlungen auf Dauer beseitigt werden. Meistens sind mindestens **sieben bis 12 Sitzungen** notwendig, bis sich erste Therapieerfolge einstellen. Häufig berichten Patienten erst **nach 30 Behandlungen** über eine dauerhafte Besserung des Krankheitsbildes.

Sind aber Patient und Arzt so geduldig, daß sie die Perspektive einer längerfristigen Heilung vom Kopfschmerz auch nach 20 oder 30 Akupunkturbehandlungen noch im Auge behalten, so ist die Erfolgsrate bei diesem Krankheitsbild außerordentlich hoch.

Praktisches Beispiel:
Seit 25 Jahren leidet Herr S. an migräneartigen Halbseitenkopfschmerzen, die vorzugsweise nachts zwischen zwei und vier Uhr anfallsartig auftreten. Meist kommt es zu einer Rötung des Auges und einem Hitzegefühl in der betroffenen Kopfhälfte. Ein sogenannter Histaminkopfschmerz wurde diagnostiziert. Fast jede Nacht wacht Herr S. wegen dieser Beschwerden auf. Häufig muß er erbrechen. Monatelang waren die Beschwerden so ausgeprägt, daß Herr S. lernen mußte, sich selbst Medikamente zu spritzen, um die Erkrankung einigermaßen ertragen zu können. Als diese Medikamente immer weniger halfen, kam er zur Akupunkturbehandlung.
18 Sitzungen mußten insgesamt durchgeführt werden. Erst nach sechs Sitzungen bemerkte Herr S. eine Veränderung des

Kopfschmerzes. Die Intensität nahm etwas ab. Nach einigen weiteren Behandlungen litt Herr S. nicht mehr an Übelkeit und Erbrechen, und er konnte zuweilen nachts durchschlafen. Aber erst gegen Ende der Akupunkturbehandlung wurde er völlig schmerzfrei. Jetzt hat Herr S. noch ein- bis zweimal im Monat Kopfschmerzen, die aber nicht mehr nachts, sondern tagsüber auftreten.

Neben der Gabe von Nahpunkten der betroffenen Kopfhälfte wurden bei Herrn S. auch bestimmte Punkte des Lebermeridians am Fuß gestochen, da das zeitliche Auftreten des Kopfschmerzes auf eine Störung im Leberorgan hinwies.

Schmerzen im Bereich des Nervus trigeminus (Trigeminusneuralgie) ***

Trigeminusneuralgien gehören zu den schmerzhaftesten Erkrankungen überhaupt. Häufig treffen sie einen bis dahin gesunden Menschen wie ein Blitz aus heiterem Himmel. Blitzartig schießen auch die Schmerzen in Stirn, Wange oder Unterkiefer ein. Die Schmerzen können Zahnschmerzen weit übertreffen, und manche Patienten wurden dadurch schon so gepeinigt, daß sie Selbstmord verübten. Schon der kleinste äußere Reiz, wie zum Beispiel ein Windzug, eine Erschütterung beim Gehen oder gar das Kauen der Nahrung, können diese Schmerzattacken auslösen. Manche Patienten sind aus diesem Grunde gar nicht mehr in der Lage, Schmerztabletten zu sich zu nehmen, da allein das Schlucken schon die Schmerzen in unerträglicher Weise provoziert. Die herkömmliche Therapie bedient sich schmerzlindernder und antiepileptischer Medikamente, bleibt aber oft unbefriedigend. Auch eine operative Therapiemöglichkeit besteht, ist aber im Langzeitergebnis als unsicher zu beurteilen. Viele Krankheitsverläufe ziehen sich über Jahrzehnte hin.

Vielleicht ist die Trigeminusneuralgie die Erkrankung, bei der die Akupunktur am dringendsten und vor allen anderen Therapieformen eingesetzt werden sollte. Angesichts der übrigen schlechten therapeutischen Möglichkeiten sollten Sie auf eine frühe Akupunkturtherapie drängen. Dabei werden mehrere lokale Punkte im Gesicht, zuerst

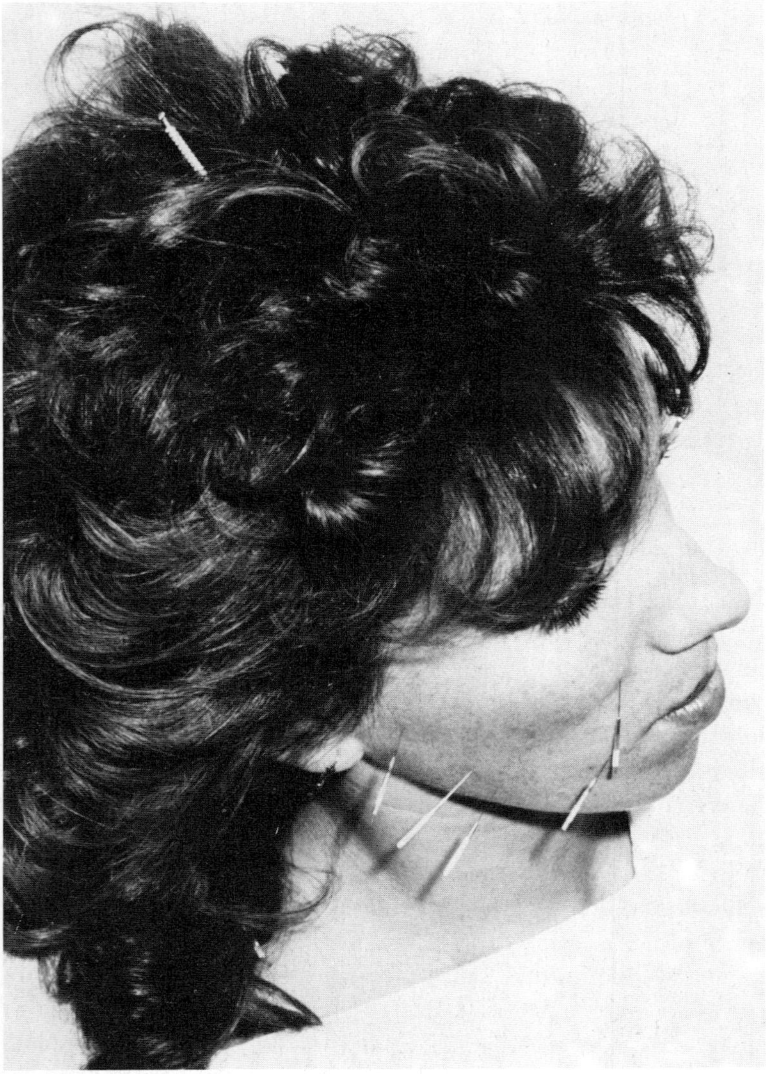

Abb. 22 Typische Punktkombination bei der Akupunktur der Trigeminusneuralgie. Zusätzlich werden noch Fernpunkte z. B. an der Hand oder am Fuß gestochen.

auf der nicht betroffenen Seite, genadelt. Erst im weiteren Therapieverlauf wechselt der Arzt langsam auf die erkrankte Seite. Zusätzlich werden Fernpunkte gegeben.

Als zusätzliche Maßnahme ist die Laserakupunktur empfehlenswert.

Eine Trigeminusneuralgie, die erst seit einigen Wochen besteht, läßt sich mit **5 bis 15 Akupunktursitzungen** beheben; eine Trigeminusneuralgie, die über Monate besteht, braucht **15 bis 30 Behandlungen** bis zur Heilung. Eine seit Jahren andauernde Erkrankung läßt sich auf diese Weise häufig deutlich bessern, und die Medikamenteneinnahme kann reduziert werden.

Am Anfang muß oft täglich behandelt werden.

Praktisches Beispiel:
Herr K., 52 Jahre alt, war, bis auf gelegentlich auftretende Kopfschmerzen, bisher im allgemeinen gesund. Eines Abends verspürte er einen stechenden Schmerz in der linken Wange. Als der Schmerz immer häufiger auftrat, ging er zum Zahnarzt. Dieser konnte ihm nicht helfen. Schließlich stellte der Neurologe die Diagnose einer Trigeminusneuralgie. Eine dreiwöchige stationäre Behandlung brachte keine Besserung; im Gegenteil: die Schmerzen nahmen so rapide zu, daß er in die Neurologische Universitätsklinik eingeliefert werden mußte. Obwohl er dort über vier Wochen mit Kortisoninfusionen behandelt wurde, besserte sich das Krankheitsbild kaum. Als Herr K. die Klinik verließ, bereitete man ihn im Entlassungsgespräch darauf vor, daß es sich bei ihm um eine chronische Verlaufsform der Trigeminusneuralgie handele und vorerst mit keiner wesentlichen Besserung zu rechnen sei.
Als die Akupunkturbehandlung bei Herrn K. begonnen wurde, lag er schon wochenlang im Bett und konnte die Schmerzen nur noch mit Zäpfchen bekämpfen, da ihm Schlucken unmöglich war. Herr K. hatte 14 kg abgenommen. Begonnen wurde mit der Akupunkturtherapie, indem Akupunkturpunkte im Bereich der gesunden Gesichtshälfte mit sehr dünnen Nadeln stimuliert

wurden. Erst nach fünf Behandlungen wurden die Punkte der erkrankten Gesichtshälfte genadelt. Besonders wichtig war hier das exakte Aufsuchen der schmerzhaften Stellen, der sogenannten Ah-Shi-Punkte.
Nach acht Behandlungen begann sich das Krankheitsbild zu bessern. 14 Behandlungen dauerte es, bis Herr K. sich normal bewegen konnte und sich wieder traute, seine Haare zu waschen, eine Prozedur, die aufgrund der dadurch ausgelösten Schmerzen für ihn bis dahin unmöglich war. Nahezu schmerzfrei essen konnte er wieder nach 24 Behandlungen. Insgesamt benötigte Herr K. 36 Akupunktursitzungen bis zum vollständigen Abklingen der Neuralgie.
Der Aufwand für die Akupunkturtherapie war für Herrn K. erheblich, doch er nahm dies bei der Stärke seiner Erkrankung in Kauf. Vier Wochen, drei und sechs Monate nach der Therapie mußten jeweils zwei bis drei Auffrischbehandlungen durchgeführt werden. Seit zweieinhalb Jahren ist Herr K. beschwerdefrei.

Gesichtsnervenlähmung (Fazialisparese) ***

Die Gesichtsnervenlähmung tritt unvermittelt auf. Häufig bemerkt der Patient plötzlich morgens vor dem Spiegel, daß der Mundwinkel auf der einen Seite schief herunterhängt oder daß er sein Augenlid nicht mehr richtig schließen kann. Diese Nervenstörung kann einige Tage dauern; sie kann sich aber auch zu einer bleibenden Schädigung des Gesichtsnerven entwickeln. Wie bei der Trigeminusneuralgie sollte auch bei der Lähmung des Gesichtsnerven die Akupunktur möglichst frühzeitig eingesetzt werden. Denn besonders bei Nervenerkrankungen gilt:

■ **Je eher man mit der Akupunkturbehandlung beginnt, desto besser.**

Behandelt man die Krankheit im Anfangsstadium, so reichen meist **zwischen drei und acht Akupunktursitzungen,** wobei man als Patient deutlich spürt, wie sich die Lähmung von Sitzung zu Sitzung bessert.

Lähmungen nach Schlaganfall (zerebraler Insult)**

Bei der Behandlung der Lähmungsfolgen eines Schlaganfalles wird die Akupunkturbehandlung erfolgreich zusätzlich zu anderen Rehabilitationsmaßnahmen eingesetzt. Beginnt man mit der Akupunkturtherapie frühzeitig, so können sich viele Lähmungen oft erstaunlich schnell zurückbilden. Beginnt man aber erst einige Wochen oder Monate nach dem Schlaganfall mit der Akupunktur, so ist es Ziel der Behandlung, den als Folge der Lähmungen auftretenden Muskelschwund zu verhindern oder mindestens zeitlich zu verzögern und die willkürlich möglichen Bewegungen zu verbessern.

Neben der manuellen Nadelstimulation bedient man sich therapeutisch auch der Elektroakupunktur, weiterhin der Schädel- und Ohrakupunktur.

Die Anzahl der notwendigen Therapiesitzungen ist sehr unterschiedlich. Weniger als **zehn Akupunkturbehandlungen** sind jedoch selten ausreichend.

Epileptische Erkrankung*

Bei der Epilepsie wendet man die Akupunktur zusätzlich zu medikamentösen Maßnahmen an. Therapieziel ist meist, eine Dosisreduktion der antiepileptischen Medikamente zu erreichen.

Außerdem wird die Akupunktur bei akuten Krampfanfällen als Notfalltherapie angewandt. Hierbei wird an dem Akupunkturpunkt DU 26, der auf der Verbindungslinie zwischen Nase und Oberlippe, am Übergang vom oberen zum mittleren Drittel liegt (s. Seite 26), eine Nadel eingestochen und stark stimuliert. Fehlt in der akuten Notfallsituation eine Akupunkturnadel, so reicht es häufig aus, mit dem Daumennagel diese Stelle kräftig zu massieren. Der Krampfanfall läßt sich auf diese Weise oft innerhalb weniger Sekunden beenden.

Bei kindlichen Epilepsieformen gelingt es, die Erkrankung mit Akupunktur in bis zu 60% der Fälle zu heilen. Allerdings muß die Behandlung in zeitlich engen Abständen, mindestens zweimal pro Woche, über längere Zeit hinweg durchgeführt werden; **nach etwa der zehnten Sitzung** bemerkt man eine Besserung des Anfallsmusters und eine Veränderung der Anfallshäufigkeit.

Suchtbehandlung

Immer wieder berichtet die Presse über Akupunktur im Zusammenhang mit Suchtbehandlung. Dabei wird die Akupunktur oft in die Nähe einer alles heilenden Wundertherapie gerückt. Für alle Suchtformen gilt jedoch, daß neben der Akupunkturbehandlung unbedingt ein starker eigener Wille, die Sucht zu überwinden, vorhanden sein muß. Gegen seinen Willen kann kein Patient von seiner Sucht befreit werden, auch nicht mit Akupunktur. Die Akupunktur erleichtert jedoch bei manchen Suchtformen die erste Zeit der Entwöhnung, indem die typischen Entzugssymptome gedämpft werden. Auf Dauer aber muß der Patient auf eine Verhaltensänderung und auf eine Veränderung der die Sucht fördernden Lebensumstände hinwirken. Bei ausgeprägten Suchtformen gelingt dies nur selten ohne psychotherapeutische Hilfe.

Raucherentwöhnung***

Die Raucherentwöhnung nimmt im Vergleich zu vielen anderen Erkrankungen, die mit Akupunktur behandelt werden können, nur eine unbedeutende Stellung ein. Trotzdem sollte man die Möglichkeit nutzen, die körperlich oft sehr unangenehmen Symptome, die sich bei der Raucherentwöhnung durch den plötzlichen Nikotinentzug einstellen, mit Akupunktur zu mildern. Besonders der in der Anfangsphase des Nikotinentzugs auftretende übermäßige Appetit, die dadurch bedingte Gewichtszunahme, die Nervosität sowie körperliche Unruhe mit Schweißausbrüchen und Schlafstörungen, das fortwährende Verlangen, doch noch eine letzte Zigarette zu rauchen, werden mit der Akupunkturbehandlung gemindert.

Natürlich gehört aber zur Raucherentwöhnung zuallererst der persönliche Wille, von der Zigarette loszukommen.

Bei der Raucherentwöhnung wählt man eine Akupunktur, die beruhigend wirkt, und wie bei allen Suchterkrankungen setzt man auch hierbei die **Ohrakupunktur** ein. Man wählt Punkte mit direktem

Einfluß auf Lunge und Magen. Hinzu kommen aggressionshemmende und sedierende Punkte. Kombiniert wird die Ohrakupunktur mit der Körperakupunktur, die durch Punkte, die auf Lunge, Magen und Psyche wirken, die Ohrakupunktur unterstützt. Je nach Erfahrung des Arztes werden die Punkte manuell oder elektrisch stimuliert. Manche Ärzte geben auch Dauernadeln, die bis zu einer Woche belassen werden können. Hierbei muß darauf geachtet werden, daß keine Infektionen entstehen, da diese aufgrund des wenig durchbluteten Ohrknorpelgewebes nur schlecht heilen.

Während der Akupunkturbehandlung bemerkt der Patient häufig ein pelziges Gefühl auf der Zunge, und versucht er anschließend zu rauchen, so schmeckt ihm die Zigarette nicht.

Normalerweise wird die Akupunkturbehandlung **mindestens zweimal pro Woche** durchgeführt. 6–15 Sitzungen sind erforderlich.

Alkohol- und Rauschgiftentzug

Ähnlich wie die Raucherentwöhnung verläuft auch die Behandlung der Alkoholsucht. Im allgemeinen ist die Entwöhnung vom Alkohol jedoch wesentlich schwieriger und erfordert ein höheres Maß an eigenem Willen als die Raucherentwöhnung. Unter Umständen müssen hier die Akupunktursitzungen zwei- bis dreimal *täglich* durchgeführt werden.

Zum Rauschgiftentzug mit Akupunktur liegen in Deutschland noch wenig Erfahrungen vor. Ein Suchtzentrum, welches die Akupunktur bei Suchtentwöhnung seit mehreren Jahren unterstützend anwendet und über gute Erfolge berichtet, ist in Deutschland die Bernhard Salzmann Klinik (Adresse im Anhang).

Gewichtsreduktion bei Übergewicht und Fettsucht (Adipositas) ***

Auch zur Behandlung des Übergewichts läßt sich die Akupunktur mit Erfolg einsetzen. Ähnlich wie bei der Therapie der Suchterkrankungen muß die Akupunkturbehandlung von einer Änderung der Lebens- bzw. Ernährungsgewohnheiten begleitet werden.

Die wohl erprobteste Therapieform des Übergewichts mit Akupunktur besteht darin, daß der Patient zwei bis drei Wochen eine Nulldiät einhält, also eine Fastenkur durchführt. Diese Fastenkur erfolgt unter strenger Kontrolle des Arztes.

Unbedingt müssen vor der Fastenkur Hormonstörungen, wie z. B. eine latente Zuckerkrankheit, ausgeschlossen werden.

Zu Beginn der Fastenkur wird durch bestimmte Abführmaßnahmen der Darm vollständig entleert. Täglich sollte der Patient während der Fastenkur mindestens zwei bis drei Liter Flüssigkeit, am besten als Tee, zu sich nehmen.

Die Akupunkturbehandlung vermindert oder verhindert gar die normalerweise während einer Fastenkur auftretenden körperlichen Begleitsymptome, wie plötzliche Schweißausbrüche, Nervosität, Kraftlosigkeit und Kreislaufschwächen. Ebenso reduziert die Akupunktur das in den ersten Tagen auftretende Hungergefühl.

Ähnlich wie bei der Raucherentwöhnung setzt man auch bei der Gewichtsreduktion die Ohrakupunktur und begleitend die Körperakupunktur ein. Durchschnittlich reduziert man als Patient mit dieser Behandlungsform sein Gewicht täglich um ca. ein Pfund. Für den bleibenden Erfolg einer Gewichtsabnahme ist nach der Akupunkturtherapie eine Veränderung der Ernährungsgewohnheiten entscheidend *(s. hierzu Kapitel »Chinesische Ernährungstherapie«)*.

Psychische Störungen

Viele Menschen leiden an psychischen Störungen, die ihr Leben sehr beeinträchtigen. Hierzu gehören Symptome wie fehlende psychische und körperliche Belastbarkeit, Antriebsarmut, Motivationsschwäche, übertriebene Müdigkeit, Reizbarkeit, Kontaktscheu, unbegründete Angstzustände, unkontrollierbarer Jähzorn oder aufzehrende, depressive Verstimmungen. Begleitet werden diese psychischen Störungen häufig von körperlichen Symptomen, wie zum Beispiel Verdauungsstörungen, Kopfschmerzen und funktionelle Herzstörungen (Herzneurosen). In der westlichen Medizin bleibt neben verschiedenen Formen der Psychotherapie oft nur die Möglichkeit, über Jahre hin stimmungsaufhellende Medikamente (trizyklische Antidepressiva) oder allgemein beruhigende Medikamente (Sedativa) zu verordnen. Notgedrungen gerät dabei mancher Patient in Medikamentenabhändigkeit.

Die Akupunktur sollte zur Behandlung psychischer Erkrankungen viel öfter als bisher als Therapieform herangezogen werden. Da die Chinesen aufgrund ihres energetisch ganzheitlich ausgerichteten Krankheitsverständnisses die Beschwerden eines Menschen nicht in körperliche und seelische Erkrankungen aufteilen, sondern jeweils körperliche und seelische Erkrankungen als unterschiedlichen Ausdruck eines im Menschen verschobenen Energiegleichgewichtes verstehen, bietet sich die chinesische Medizin zur Therapie sowohl körperlicher als auch seelischer Erkrankungen gleichermaßen an. Den chinesischen Ärzten ist die Auffassung fremd, daß körperliche Störungen ohne seelische und seelische Störungen ohne körperliche Erkrankungen einhergehen können.

In bezug auf psychische Störungen wird das chinesische Krankheitskonzept plastisch, wenn man die 5 Elemente hinsichtlich der ihnen zugeordneten Emotionen betrachtet und sich die Verbindung der einzelnen Organkreise mit den zugehörigen Empfindungen vor Augen führt. So werden zum Beispiel vermehrte Angstzustände über eine Stärkung der Nierenenergie behandelt. Leber und Gallenblase sind Organe mit besonderem Bezug zu verdeckten (lavierten) Depressionen. (Siehe auch Tabelle Seite 33.)

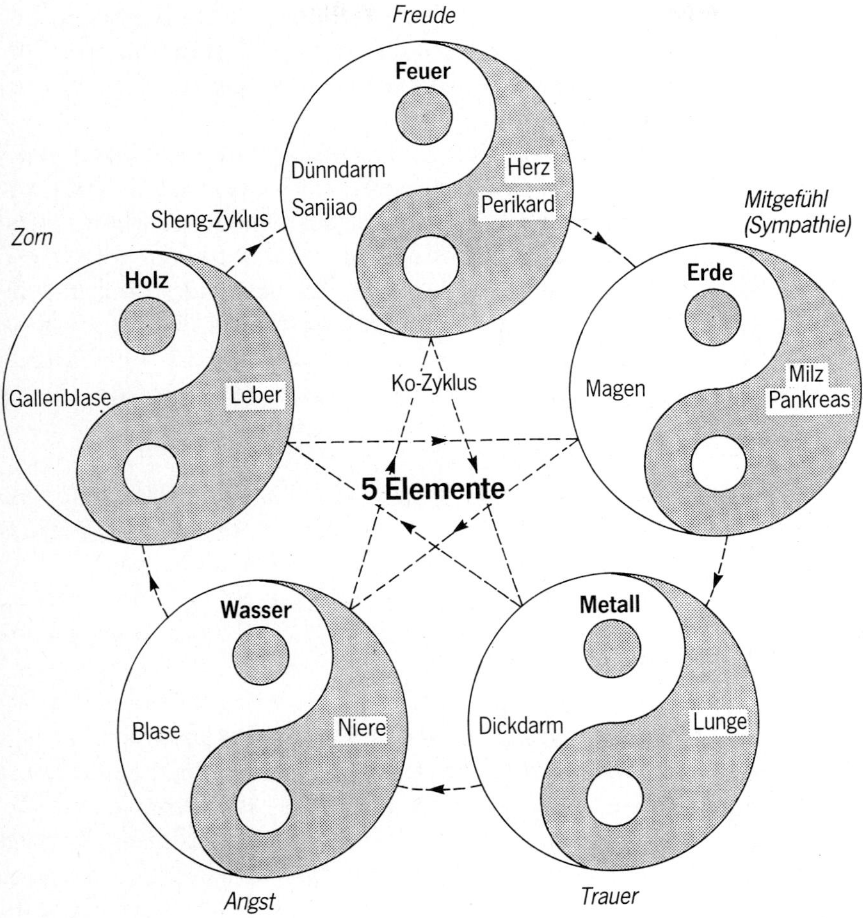

Abb. 23 Die 5 Elemente und die Emotionen.
Man beachte, wie sinnvoll auch bei den Emotionen der fördernde *Sheng-Zyklus* ist: Freude erzeugt Sympathie, zu viel Mitgefühl (Sympathie heißt ja „mitleiden") kann sich in Traurigkeit wandeln, aus dieser entsteht die Angst, und aus Angst kann sich Zorn und Aggressivität entwickeln. Entlädt sich der Zorn, ist man in seiner Aggressivität erfolgreich, so lebt wieder das Gefühl der Freude auf.
Der hemmende *Ko-Zyklus* ist gleichermaßen sinnvoll: Freude vertreibt die Trauer, Trauer den Zorn, Zorn das Mitgefühl, Sympathie die Angst und Angst die Freude.

Diese Verbindung zwischen den einzelnen Emotionen und den jeweiligen Organen ist in der traditionellen chinesischen Medizin das Fundament jedes Therapieansatzes.

Daneben werden in der Akupunktur zusätzlich Punkte mit allgemein psychischen Wirkungen eingesetzt. Einer der wichtigsten psychisch beruhigend wirkenden Punkte ist der Punkt *Baihui.* Der Punkt liegt auf der Mitte des Schädeldaches, auf dem alle Yang-Meridiane beeinflussenden Du-Meridian am obersten Yang-Pol des Körpers. Vielfach gibt man noch vier weitere Punkte, die quadratisch um den Punkt Baihui gelegen sind, um die beruhigende Wirkung zu verstärken. Diese Punktkombinationen werden »die vier Weisen« genannt.

Neben der Akupunktur eignen sich zur Behandlung psychischer Störungen hervorragend auch bestimmte chinesische Meditationsformen, wie das Schattenboxen *Tai Qi* und das *Qi Gong.*

Schlafstörungen***

Schlafstörungen zählen in der Allgemeinpraxis zu den von Patienten am häufigsten geäußerten Beschwerden. Meist bleibt keine andere Wahl, als beruhigende Medikamente und Schlafmittel zu verschreiben, bei denen die Gefahr einer Medikamentenabhängigkeit besteht: Der Patient benötigt im Laufe der Jahre immer stärkere Schlafmittel. Obwohl man unter Umständen in der Nacht durchschläft, wacht man am nächsten Tag nicht ausgeschlafen und erfrischt auf. Bei älteren Menschen ist der Einsatz von Schlafmitteln problematisch, da in der Nacht unkontrollierbare Verwirrtheitszustände auftreten können.

Nach traditionellen chinesischen Vorstellungen sind Schlafstörungen meist verursacht durch eine energetische Störung im Feuerelement, speziell durch einen Yin-Mangel im Herzorgan. Um die energetische Störung exakt zu diagnostizieren, braucht der chinesische therapierende Arzt Angaben dazu, ob es sich um Einschlaf- oder Durchschlafstörungen handelt und ob der Patient zu bestimmten Nachtzeiten immer wieder aufwacht. Dies könnte, berücksichtigt man die chinesischen Organzeiten, ein Hinweis auf Störungen noch weiterer Organe geben. Auch ist die Traumhäufigkeit und die Art der Träume bedeutsam für die Diagnose.

Neben allgemein ausgleichenden und beruhigenden Akupunkturpunkten werden vor allem Punkte gestochen, die den Yin-Anteil der Herzenergie stärken. Zusätzlich gibt es noch die Punkte *(Amnien 1* und *2)*, die hinter den Ohren liegen und ganz speziell auf das Schlafverhalten Einfluß nehmen. Unter Akupunkturbehandlung kann langsam die Schlaftabletteneinnahme reduziert werden, und sehr häufig wird sogar eine völlige Normalisierung des Schlafverhaltens ganz ohne Medikamenteneinnahme erreicht.

Die Anzahl der Sitzungen richtet sich nach Dauer und Schwere der Schlafstörungen und beträgt im allgemeinen **zwischen fünf und 20 Akupunktursitzungen.**

Praktisches Beispiel:
Frau S., 58 Jahre alt, litt seit vielen Jahren an Einschlaf- und Durchschlafstörungen, die bisher immer mit Schlaftabletten behandelt worden waren. Vor dem Zubettgehen nahm Frau S. täglich eine bis drei Tabletten. Trotzdem hatte sich in der letzten Zeit ihr Schlafverhalten weiter verschlechtert, so daß sie eine Akupunkturbehandlung versuchen wollte.
In den ersten Sitzungen erhielt Frau S. allgemein beruhigende Akupunkturpunkte, wie den Punkt Baihui, speziell auf das Schlafverhalten einwirkende Punkte und einen Punkt des Herzmeridians, der selektiv das Yin des Herzens aufbaute. Zusätzlich wurden allgemein beruhigende Ohrpunkte gegeben.
Nach neun Behandlungen war das Schlafverhalten wesentlich gebessert, jedoch wachte Frau S. immer noch in den frühen Morgenstunden zwischen zwei und drei Uhr auf. Dies deutete auf eine Störung im Organ Leber, so daß in den nächsten elf Behandlungen zusätzlich Punkte des Lebermeridians gegeben wurden. Nach 14 Behandlungen brauchte Frau S. keine Schlaftabletten mehr zu nehmen, nach 20 Behandlungen war das Schlafverhalten völlig normalisiert. Auch zwei Jahre nach der Akupunkturbehandlung hat sich das gute Therapieergebnis nicht verschlechtert.

Lampenfieber und Prüfungsangst***

Auch diese Beschwerden versteht man in der chinesischen Medizin als Symptome einer Energieschwäche im Herzorgan. Meist handelt es sich dabei um eine Schwächung der Yin-Energie, so daß die Yang-Energie bei psychischer Belastung unkontrolliert emporflackern kann. Dies drückt sich bei psychischer Belastung durch allgemeine Nervosität mit Zittern von Körper und Stimme sowie begleitenden Schweißausbrüchen aus. Psychische Symptome sind Blockierung des Gedankenflusses, unzuverlässiges Erinnerungsvermögen und Schlafstörungen.

Mit der traditionellen Akupunktur stärkt man das Qi im Herzorgan und eventuell der Niere und »beruhigt« so das überschäumende Yang des Herzens. Bei der Behandlung unterscheidet man zwischen der Therapie unmittelbar vor akuter Streßsituation und der Therapie der Gesamtkonstitution des Menschen, der immer wieder zu solchen Prüfungsängsten und Lampenfieber neigt. Viele Schauspieler, Musiker und Sänger wenden die Akupunkturbehandlung kurz vor den jeweiligen Aufführungen an.

Kinder, die in der Schule unter Belastung plötzlich Leistungsschwäche zeigen, sollten in mehreren Sitzungen mit Akupunktur behandelt werden.

Sexuelle Störungen**

Nach chinesischer Auffassung sind sexuelle Störungen durch eine Fehlfunktion der Nieren bedingt. In der chinesischen Medizin wird die Niere nicht nur als Ausscheidungsorgan betrachtet, sondern ist zusätzlich Sitz der gesamten vererbten Konstitutionsenergie des Menschen und Zentrum der Fortpflanzungsfunktionen.

Vor der Akupunkturbehandlung müssen eventuelle organische Ursachen der sexuellen Störungen, wie z. B. die Zukkerkrankheit bei Impotenz, ausgeschlossen werden.

Meist sind aber sexuelle Störungen rein funktionell bedingt und Ursachen lassen sich somit im Rahmen der westlichen Medizin nicht finden. Dann kann die Akupunktur mit gutem Erfolg angewandt werden.

Fehlende sexuelle Lust (Frigidität) behandelt man über eine Stärkung des Nieren-Yangs. Bei der *Erektionsschwäche* hingegen muß das Yin der Niere aufgebaut werden. Auf jeden Fall werden bei der Akupunkturbehandlung immer Lokalpunkte im Bereich des Unterbauchs in Kombination mit Fernpunkten, die regionale Wirkung auf die Geschlechtsorgane haben, gegeben.

Häufig wird auch zusätzlich eine Moxatherapie gerade zur Stärkung des Nieren-Yangs eingesetzt.

Zwischen vier und fünfzehn Akupunktursitzungen sind normalerweise erforderlich.

Erkrankungen im Kindesalter

Akupunktur bei Kindern

Bisher liegen im Westen nur wenige Untersuchungen zur Wirksamkeit der Akupunktur im Kindesalter vor.

Für die Akupunktur gibt es jedoch keine Altersgrenze. Bekannt ist, daß Kinder auf Akupunktur sehr viel schneller ansprechen als Erwachsene. Häufig setzt man jedoch bei Kindern im Vorschulalter, besonders bei Säuglingen und Kleinkindern, statt der Nadelung Massagetechniken ein. Zwei Arten von Kindermassage können unterschieden werden:

- Massage von normalen Akupunkturpunkten
- Massage von speziellen bei Erwachsenen nicht verwendeten Punkten, kombiniert mit der Massage von Meridianabschnitten und bestimmten Körperpartien.

Bei der zweiten Methode unterscheidet man zehn verschiedene Massagetechniken, die jeweils andere Effekte (Energieauf- und -abbau) auf den betreffenden Bereich haben. Die Behandlung sollte nur von einem mit dieser Methode speziell vertrauten Therapeuten durchgeführt werden, denn es bestehen erhebliche Unterschiede zur Akupunktur im Erwachsenenalter. Durch Tastbefunde, wenn möglich auch durch Einbeziehen der Pulsdiagnose, besonders genaue Befragung der Eltern und ausführliche Bewertung der klinischen Symptome stellt man die chinesische Diagnose, die die Voraussetzung für eine kausale Therapie darstellt.

Aber auch symptomatisch kann die Punktmassage eingesetzt werden, so beim heute so häufigen Problem der Blähungen im Säuglingsalter: der Punkt Milz-Pankreas 6, an dem die 3 Yin-Fußmeridiane zusammentreffen, wird, am linken Bein beginnend, zehn bis 20 Sekunden lang mit leichtem Druck massiert. Meist ist eine einmalige Behandlung, eventuell am übernächsten Tag wiederholt, erforderlich, danach normalisiert sich die Verdauungsfunktion.

Ab dem Schulkindalter verwendet man eher Akupunkturnadeln, wobei auf eine möglichst geringe Anzahl wirksamer Nadeln und ein spielerisches Heranführen an die Akupunktur geachtet werden sollte.

Indikationen der Akupunktur und Massagetechniken

In China wurden mit Akupunkturbehandlung von Taubheit und Kurzsichtigkeit gerade im frühen Kindesalter gute Erfolge erzielt.

Weitere Einsatzmöglichkeiten sind:

- häufige Infekte (z. B. Halsentzündung)
- Erkrankung der Atemwege (z. B. Nasennebenhöhlenentzündung, Bronchitis, Asthma, Husten, Nasenbluten)
- Störungen der Verdauungsfunktion (z. B. Blähungen, Durchfall, Verstopfung, Appetitstörungen)
- Fieber
- Kreislaufregulationsstörungen
- Krampfleiden
- akuter Schiefhals
- Kopfschmerzen und Migräne
- Stottern
- Konzentrationsschwäche
- Bettnässen (s. a. S. 95)
- Allergien
- Fettsucht

Was Sie sonst noch wissen müssen

Woran erkennt man eine fachgerechte Akupunktur?

Bisher gibt es weder staatlich noch von der Ärztekammer anerkannte Lehrstätten noch entsprechend anerkannte Prüfungen, die einen qualifizierten Akupunkturarzt ausweisen.

Deshalb weiß der Patient oft nicht, wie intensiv sich der behandelnde Arzt oder Heilpraktiker mit der Materie auseinandergesetzt hat.

In den letzten 15 Jahren reisten immer mehr Ärzte nach Asien und speziell nach China, um die Therapiemethode vor Ort zu studieren. Damit änderte sich die Art der Akupunkturanwendung in Deutschland erheblich. Wurde früher oft noch mit Gold- und Silbernadeln akupunktiert – eine Therapiemethode, die allenfalls noch bei der Ohrakupunktur gerechtfertigt ist –, so verwendet der Akupunkturarzt heute nahezu ausschließlich Stahlnadeln. Der erfahrene Akupunkturarzt findet die Akupunkturpunkte, indem er sich an der Anatomie orientiert. Nur bei der Ohrakupunktur wendet man heute eventuell noch ein Punktsuchgerät an.

Früher behandelte man ausschließlich chronische Erkrankungen, und etwaige Therapieerfolge erwartete man nach einer Behandlungszeit von mehreren Wochen. Heute wird die Akupunktur auch zur Behandlung akuter Krankheitsfälle, wie z. B. einer akuten Schultersteife, einer akuten Darmgrippe oder von Nervenschmerzen eingesetzt, und der Therapieerfolg sollte sich in vielen Fällen noch während der Akupunktursitzung oder einige Stunden danach einstellen. Die Akupunkturnadeln werden unterschiedlich tief gestochen, von zwei Millimetern bis zu einigen Zentimetern, und der Akupunkturarzt bedient sich verschiedener manueller Stimulationstechniken, wie z. B. des Vibrierens, Drehens oder Auf- und Niedersenkens der Nadel. Als

Patient verspürt man das typische Druck- und Wärmegefühl (De-Qi-Gefühl) im Umfeld des gestochenen Akupunkturpunktes; bei einigen Patienten strahlt es entlang des Meridianverlaufes aus.

Eine fachgerechte Akupunktur erkennt man auch an der vorausgehenden gründlichen chinesischen Diagnostik. Der Arzt legt hierbei besonderes Gewicht auf die Differenzierung zwischen Fülle- und Leereerkrankungen und zieht neben der Pulsdiagnose vor allem auch die Zungendiagnose heran.

Der Spezialist, der sich lange mit Akupunktur beschäftigt hat, weiß die Wirkung der Akupunktur einzuschätzen. Obwohl besonders bei akuten Erkrankungen sich sehr schnelle, manchmal plötzliche und oft mit unserem naturwissenschaftlichen Wissen bisher nicht erklärbare Behandlungserfolge einstellen, so wird er doch immer wieder betonen, daß es sich bei der Akupunktur nicht um eine Wundermedizin handelt. Vielen Patienten kann man erheblich helfen, jedoch kann nicht jeder Patient geheilt werden.

Der erfahrene Akupunkturarzt ist realistisch in seinen Prognosen und weckt in dem Patienten keine falschen Hoffnungen. Statt dessen erfahren Sie von ihm, nach wie vielen Behandlungen frühestens eine Änderung des Krankheitsbildes zu erwarten ist und wie viele Behandlungen mindestens durchgeführt werden müssen, ehe man über einen möglichen Erfolg oder Mißerfolg der Akupunkturbehandlung entscheiden kann.

Komplikationen bei Akupunktur

Eine der wichtigsten möglichen Komplikationen während einer Akupunkturbehandlung ist die akute Kreislaufschwäche des Patienten, die vor allem bei der ersten Behandlung auftreten kann. Deswegen sollten Sie als Patient darauf achten, daß die erste Akupunktursitzung im Liegen durchgeführt wird oder Sie jedenfalls die Möglichkeit haben, sich während der Behandlung im Notfall hinzulegen.

Beim Auftreten einer solchen Kreislaufregulationsstörung, die von den Chinesen als zu schnelle und massive Energieverschiebung im Körper interpretiert wird, müssen die Nadeln eventuell entfernt werden. Besonders häufig tritt diese Kreislaufstörung mit schnellem Blutdruckabfall ein, wenn Akupunkturpunkte des Lebermeridians am Fuß gestochen werden, da diese eine senkende Wirkung auf den Blutdruck haben. An sich aber ist die Kreislaufstörung ungefährlich und dauert nicht länger als einige Minuten.

Zu den ungefährlichen, unbedeutenden Komplikationen gehören auch kleine Blutergüsse, die entstehen, wenn durch die Akupunkturnadel eine tiefer liegende Vene verletzt wird. Die Blutergüsse bilden sich innerhalb weniger Tage vollständig zurück.

Zuweilen ist sogar das Anstechen einer kleineren Vene erwünscht, um einen sogenannten Mikro-Aderlaß durchzuführen; diese Technik wendet man vor allem an Punkten der Ellenbeuge und der Kniekehle an.

Sie sollten sich keinesfalls beunruhigen, wenn Sie am nächsten oder übernächsten Tag noch eine Druckempfindlichkeit oder das typische dumpfe Druckgefühl an den mit den Nadeln gereizten Körperstellen spüren. Bedenken Sie, daß durch die Akupunkturnadel eine winzig kleine Wunde gesetzt wird, die erst innerhalb einiger Tage abheilt. Dieses über die eigentliche Akupunkturbehandlung hinaus andauernde Druckgefühl in den behandelten Körperarealen ist häufig sogar erwünscht, besonders dann, wenn Muskelverspannungen behandelt werden.

Zwar können Krankheitssymptome passager während einer Akupunkturtherapie verstärkt auftreten; auf keinen Fall kann jedoch durch eine falsche Punktauswahl auf Dauer das Krankheitsbild verschlechtert werden.

Auch besteht kein Grund zur Besorgnis, daß durch Akupunktur Infektionskrankheiten übertragen werden, vorausgesetzt, die Nadeln sind angemessen sterilisiert.

Entscheidend für den Infektionsschutz ist die Sterilisation der Nadeln, unbedeutend hingegen – und deswegen verzichtet man hierauf in der Akupunktur – ist das vorherige Abtupfen der Akupunkturpunkte mit einem Alkoholtupfer.

Selbstverständlich muß der Akupunkteur genaue Kenntnisse der Anatomie besitzen, damit nicht versehentlich größere Blutgefäße oder Organe verletzt werden.

So können Sie zum Erfolg einer Akupunkturbehandlung beitragen!

Mit dem Einstich der Nadel in einen Akupunkturpunkt wird der Körper an einer bestimmten Stelle in einer bestimmten Weise gereizt. Er erhält eine Information; damit diese vom Körper aufgenommen werden kann, ist Ruhe und Entspannung bei der Akupunkturbehandlung wichtig. Meistens liegt man bei der Akupunkturbehandlung. Versuchen Sie in entspannter Konzentration, die durch die Nadeln ausgelösten Körperempfindungen wahrzunehmen.

Falsch ist es zu glauben, man könne sich eine Akupunkturwirkung einreden. Tierversuche und klinische Studien zeigen eindeutig, daß die Akupunktur unabhängig von einer etwaigen Suggestion wirkt.

Wo ist die Akupunktur überfordert?

Krebserkrankungen eignen sich nicht zur Akupunkturtherapie. Psychotische Erkrankungen werden nur in China in geeigneten Krankenhäusern unterstützend mit Akupunktur behandelt. Symptomatische Therapieerfolge bei der Behandlung der Multiplen Sklerose scheinen möglich zu sein, jedoch hat man noch keinen einheitlichen erfolgreichen Behandlungsweg gefunden. Bestimmte Infektionskrankheiten lassen sich besonders gut mit Akupunktur behandeln, so z. B. die Darmgrippe (Gastroenteritis) und die Nasennebenhöhlenentzündung (Sinusitis). Verzögern Sie aber nicht durch eine zu lange Akupunkturtherapie den u. U. notwendigen frühen Antibiotikaeinsatz.

Kosten der Akupunkturbehandlung

Eine Akupunktursitzung kostet in Deutschland durchschnittlich zwischen 40 und 80 DM. Da die Akupunktur keine Kassenleistung ist, sind die Kassen in Deutschland nicht verpflichtet, die Kosten zu ersetzen. Können Sie jedoch zeigen, daß Sie an einer chronischen Erkrankung leiden, bei der bisherige konventionelle Therapiemaßnahmen erfolglos blieben, so ersetzen erfahrungsgemäß in 60 bis 70% aller Fälle die Kassen die Akupunkturbehandlung vollständig oder mindestens zu einem großen Teil. Es wird nach Aktenlage entschieden und gilt nur für Behandlungen, die von einem Arzt durchgeführt wurden.

Gerade wenn es sich wie bei chronischen Krankheitsbildern, die über Jahre oder sogar Jahrzehnte hin bestehen, um eine längere Folge von zum Beispiel 20 oder 30 Akupunktursitzungen handelt, sollten Sie die Kostenfrage am besten vorher klären.

Indikationsliste für Akupunktur nach der Weltgesundheitsorganisation (WHO)

Erkrankung der Atemwege

- akute Nebenhöhlenentzündung
- akute Nasenschleimhautentzündung
- allgemeine Erkältungskrankheiten
- akute Mandelentzündung

Bronchien- und Lungenerkrankungen

- akute Bronchitis
- Lungenasthma

Augenerkrankungen

- akute Bindehautentzündung
- zentrale Netzhauterkrankung
- Kurzsichtigkeit bei Kindern
- Linsentrübung ohne Komplikationen

Erkrankungen der Mundhöhle

- Zahnschmerzen
- Schmerzen nach Zahnextraktion
- Zahnfleischentzündung
- akute und chronische Rachenentzündung

Magen- und Darmerkrankungen

- Krämpfe der Speiseröhre und des Magens
- Schluckauf
- akute und chronische Magenschleimhautentzündung
- Übersäuerung des Magens
- chronisches Zwölffingerdarmgeschwür
- Magensenkung (Gastroptose)
- akute und chronische Dickdarmerkrankungen
- akute bakterielle Magen- und Darmerkrankungen (»Magen-Darmgrippe«)
- Verstopfung
- Durchfall
- Darmlähmung (Paralytischer Ileus)

Neurologische und orthopädische Erkrankungen

- Kopfschmerzen
- Migräne
- Trigeminusneuralgie
- Gesichtsnervenlähmung
- Lähmung nach Schlaganfall
- periphere Nervenstörungen
- Lähmung nach Kinderlähmung
- Morbus Ménière
- neurogene Blasenstörung
- nächtliches Einnässen
- Rippenschmerzen (Interkostalneuralgien)
- Schulter-Arm-Syndrom
- Entzündung der Schultergelenkkapsel
- Tennisellbogen
- Ischialgie, Lumbalgie
- rheumatoide Arthritis

Akupunkturgesellschaften in Deutschland

Akademie für chinesische Akupunktur
Rackebüller Weg 93
1000 Berlin 49

Deutsche Akademie für Akupunktur und Aurikulotherapie
Marsopstraße
8000 München

Deutsche Akupunktur Gesellschaft Düsseldorf
Goltsteinstraße 26
4000 Düsseldorf

Deutsche Ärztegesellschaft für Akupunktur
Zweibrückenstraße 1
8000 München 2

Societas medicinae sinensis
Internationale Gesellschaft für chinesische Medizin
Leopoldstr. 17
8000 München 40

Universitäten mit Akupunktur-Forschungseinrichtungen in Deutschland

Akupunktur-Schmerzambulanz der Orthopädischen Klinik
Dr. med. Albrecht Molsberger
Moorenstr. 5
4000 Düsseldorf 1
Tel.: 0211/442408

Klinik für Anästhesiologie
Priv. Doz. Dr. med. Martin Fischer
Universität Heidelberg
Im Neuenheimer Feld 110
6900 Heidelberg
Tel.: 06221/560

Klinik für Anästhesiologie
Prof. W. Herget
Universität Gießen
6300 Gießen
Tel.: 0641 7021

Suchtklinik, die Akupunktur anwendet

Bernhard-Salzmann-Klinik
Ltd. Landesmedizinaldirektor Dr. med. Hans G. Marx
Postfach 3362
4830 Gütersloh 1
Tel.: 0521/502550

Literaturempfehlungen

Für Patienten:

Porkert, M.: Die chinesische Medizin, Econ Handbuch. Econ Taschenbuch Verlag, Düsseldorf–Wien–New York 1986.

Unschuld, P. U.: Medizin in China – eine Ideengeschichte. C. H. Beck, München 1980.

Fachliteratur für Ärzte:

Stux, G., Stiller, N., Pothmann, R., Jayasuria, A.: Akupunktur, Lehrbuch und Atlas. Springer Verlag, Berlin–Heidelberg–New York [2]1985.

Essentials of Chinese Medicine: Beijing College, Foreign Languages Press.

Sachverzeichnis